Jürgen Hargens

Lösungsorientierte Therapie …

… was hilft, wenn nichts hilft …
Anregungen, Erfahrungen, Ideen

Jürgen Hargens

Lösungsorientierte Therapie ...

... was hilft, wenn nichts hilft ...
Anregungen, Erfahrungen, Ideen

borgmann

Unser Buchprogramm im Internet
www.verlag-modernes-lernen.de

© 2007 by SolArgent Media AG, Basel

Veröffentlicht in der Edition:
borgmann publishing · Schleefstraße 14 ·
D-44287 Dortmund

Titelcartoon: © 2007 KFS / Distr. Bulls (Chris Browne)
Gesamtherstellung: Löer Druck GmbH, Dortmund

Bestell-Nr. 8342   ISBN 978-3-86145-299-7

Urheberrecht beachten!
Alle Rechte der Wiedergabe dieses Fachbuches zur beruflichen Weiterbildung, auch auszugsweise und in jeder Form, liegen beim Verlag. Mit der Zahlung des Kaufpreises verpflichtet sich der Eigentümer des Werkes, unter Ausschluss der § 52a und § 53 UrhG., keine Vervielfältigungen, Fotokopien, Übersetzungen, Mikroverfilmungen und keine elektronische, optische Speicherung und Verarbeitung (z. B. Intranet), auch für den privaten Gebrauch oder Zwecke der Unterrichtsgestaltung, ohne schriftliche Genehmigung durch den Verlag anzufertigen. Er hat auch dafür Sorge zu tragen, dass dies nicht durch Dritte geschieht. Der gewerbliche Handel mit gebrauchten Büchern ist verboten.

Zuwiderhandlungen werden strafrechtlich verfolgt und berechtigen den Verlag zu Schadenersatzforderungen.

Inhalt

Vorwort (Gunther Schmidt)	6
Zu diesem Buch	16
Lösungen kümmern keine Probleme …	22
Ziele, zielen und was sonst noch alles dazu gehören könnte	31
Sprache Sprechen – fragen – zuhören	51
Wertschätzen, würdigen, komplimentieren	72
Transparenz herstellen, transparent machen	84
Gefühle fühlen … und wozu?	93
… und einige praktische Anmerkungen …	101
Literatur	109

Vorwort

BISMARCK hat ja schon einmal an einen Freund geschrieben: „Ich schreibe Dir hier einen langen Brief, für einen kurzen habe ich keine Zeit …" Er wusste wohl genau, von was er da sprach. Ich selbst weiß davon auch ein Lied (und ein Leid) zu singen. Vor einiger Zeit sollte ich ein kleines Buch schreiben, mit der kategorischen Auflage, es dürfe nur maximal 120 Seiten umfassen. Es war ein Leichtes, gleich mal 270 Seiten hinzubekommen; bis ich es auf 120 Seiten hatte, brauchte ich mehr als 3 mal so lange dafür. Ein Thema, noch dazu eines, in dem sehr viel Komplexität steckt, in differenzierter, sehr gehaltvoller und dabei doch recht kurzer Form darlegen zu können, halte ich für eine große Kunst. Jürgen HARGENS ist es mal wieder auch mit diesem Buch hier hervorragend gelungen.

Die Zahl der Publikationen im Bereich der systemischen, der strategischen und der lösungsorientierten Therapie ist in den letzten 20 Jahren auf eine enorme Größe angeschwollen. Manche dieser Arbeiten halte ich für sehr wertvoll. Immer hat es mich aber geschmerzt, dass in den meisten vor allem sehr viel die Rede ist von Technik, Strategie, von oft sehr „pfiffig" anmutenden taktischen Interventionskniffen und Ähnlichem. Das hat aus meiner Sicht auch dazu beigetragen, dass sich bei vielen KollegInnen, die sich für diese Ansätze interessieren, offensichtlich der Glaube entwickelt hat, die große (ja nachweisbare) Effektivität dieser Konzepte rühre vor allem oder gar ausschließlich von diesen Techniken her.

Dass, wie auch bei allen anderen Therapie- und Beratungsverfahren, alle Technik nur dann (und zwar von den dafür relevanten Autoritäten, nämlich den KlientInnen) nachhaltig wirksam gemacht wird, wenn sie getragen wird von einer Kooperation mit der Haltung gegenseitiger Wertschätzung, Respekt und Anteilnahme und umfassender Kongruenz, wird oft kaum diskutiert und wenn, dann oft auch wieder quasi als Aspekt der Technik. Dieses Buch hier bildet gerade im Hinblick auf diese Aspekte eine sehr wohltuende Ausnahme.

Durchgängig spürt man, dass der Autor nicht nur darüber redet, wie wichtig eine Haltung der Achtung, der wertschätzenden Neugier, der Empathie ist und wie entscheidend es ist, permanent in der Kooperation die Autonomie der KlientInnen zu unterstützen. In jeder seiner Anregungen und Ideen-Beispielen wird die kongruent in dieser Art auch so gelebte Praxis lebendig. In seinen modellhaften Konstruktionen von Fragen zeigt er nicht nur in wohltuender Weise, dass auf die Weise, wie hier dargelegt, Fragen nicht nur Fragen im landläufigen Sinne, sondern immer auch Interventionen sein und Wirkung haben können in der Art, dass (in Anlehnung an das schöne Bild von A. APPELFELD) sie zu Wörtern werden, die Wurzeln schlagen und Blüten treiben.

Ich vermute, dass Jürgen HARGENS gerade mich für dieses Buch um ein Vorwort gebeten hat, weil auch ich seit vielen Jahren im Feld der systemischen und lösungsorientierten Ansätze so stark für Transparenz, Kongruenz, Beachten von Gefühlen und Beziehung werbe. Sollte meine Vermutung stimmen, empfinde ich seine Einladung zum Vorwort noch mehr als eine Ehre.

Auch in manch anderer Hinsicht unterscheidet sich dieses Buch hier für mich wohltuend vom noch immer aktuellen Mainstream der lösungsorientierten Szene und gibt wertvolle Anregungen für eine flexible, differenziertere Sicht der lösungsorientierten Arbeit.

Sehr häufig wird propagiert, BeraterInnen sollten keine eigenen Positionen in die Beratung einbringen, sondern sich nur als Fragende, „Nicht- Wissende" verhalten, damit sie ja nicht die eigenständigen Suchprozesse der KlientInnen stören und kontaminieren. Eigene Meinungen, gerade auch solche, die sich abgrenzen von Sichtweisen von KlientInnen, sollten aus dieser Sicht unterlassen werden, weil sie sonst die autonome Entwicklung der KlientInnen angeblich behindern könnten. Als sehr beliebtes Schlagwort wird dementsprechend „Beratung ohne Ratschlag" als empfehlenswert gehandelt.

Ich habe diese Sichtweise schon oft öffentlich in Frage gestellt, denn ich halte sie, obwohl grundsätzlich gut gemeint, für viel zu eng. Und sie nimmt aus meiner Sicht auch die KlientInnen in ihrer Eigenkompetenz nicht ernst. Wenn aber MATURANAS Aussage, dass es keine instruktiven Interaktionen gibt, stimmen sollte (woran ich keinen Zweifel hege), kann man auch davon ausgehen, dass KlientInnen mehr auf sich aufpassen können, als die Hypothese ausdrückt, man solle keine „Ratschläge" geben.

Aus meiner Sicht kann eine Kooperationsbeziehung nur dann Kraft gewinnen und den Beteiligten erlebbaren Sinn machen, wenn sie alle spürbar sind in ihrer Haltung. Dazu müssen alle Beteiligten Position beziehen können. Ich versuche, diesen Zusammenhang in meinen Weiterbildungen KollegInnen auch mit humorvollen Cartoons nahe zu bringen. In einem antwortet z. B. ein Therapeut auf eine Frage seines Klienten nach seiner eigenen Sicht zu etwas mit: „Die Frage ist die Antwort, der Weg ist das Ziel" (was in der Praxis heißt, dass er keine eigene Stellungnahme abgeben will). Daraufhin antwortet sein Klient: „Wenn das so ist, ist ihre Rechnung meine Bezahlung". Konsequenter und gesünder kann man da kaum reagieren.

Versagt man sich in rigider Weise die Möglichkeit von Ratschlägen, nimmt man außerdem sich und vor allem den KlientInnen oft viele Chancen.

Denn Probleme gehen meist mit einer oft heftigen „Problem-Trance" einher (wie St. GILLIGAN und ich dies einmal konzeptualisiert haben), d.h. mit einer stark auf Problem-Muster eingeengten Fokussierung. Diese wieder hat zur Folge, dass der Betreffende intensiv dissoziiert sein kann von vielen Kompetenzen, welche er durchaus in seinem Erlebnisrepertoire aufweisen kann, welche ihm aber unter diesen „Problemtrance-Bedingungen" nicht mehr oder nur sehr schwer zugänglich sind. Gerade hier können „Ratschläge" oder „Empfehlungen" sehr hilfreich sein. Sie können hilfreich gerade eigenständige Such- und Finde-Prozesse anregen, quasi „zum Blick über den Zaun" der Problemtrance anregen.

Sie sollten dafür nur auf bestimmte Art angeboten werden, nämlich immer als offenes Angebot, nur als erwägenswerte Möglichkeit (also am besten als hypothetische Fragen) und mit kongruenter Bereitschaft (und entsprechender transparenter Einladung dazu), dass sie allesamt zurückgewiesen werden dürfen von den KlientInnen.

Jürgen HARGENS zeigt in diesem Buch auf seine Art sehr schön, dass dies gehen und wie dies auf sehr unterstützende, achtungsvolle und gleichrangig wirkende Art gehen kann.

Als Schüler von Milton ERICKSON ist es für mich auch ein Genuss, wie der Autor im Sinne der ERICKSONschen Utilisations-Idee die Beiträge von KlientInnen bewertet und behandelt. Mit seiner Position „man kann nicht nicht kooperieren" gelingt es ihm überzeugend, praktisch alle Beiträge der KlientInnen als Kooperation nutzen zu können und sie so als wertvolle Information über deren Sichtweisen, Werte und Bedürfnisse verwerten zu können.

Sehr erfreulich finde ich auch, dass der Autor damit auch noch (zumindest indirekt) kratzt an einem weiteren Mythos, der wie eine Wahrheit von vielen VertreterInnen der lösungsorientierten Arbeit kolportiert wird. Steve DE SHAZER hat ab und zu in Seminaren in launiger Weise die Hypothese vertreten, dass BeraterInnen und TherapeutInnen keine Hypothesen bilden sollen; sollten sie sich doch dabei ertappen, soll-

Vorwort

ten sie in eine Ecke sitzen, zwei Aspirin schlukken und warten, bis es vorbei geht. In fast gläubiger Haltung wird dieser Spruch häufig unkritisch „nachgebetet". Viele KollegInnen habe ich schon in Supervisionen erlebt, die sich quälen und schamhaft gestehen, sie hätten doch wieder nicht vermeiden können, Hypothesen zu bilden.

Steve DE SHAZER war ein sehr kluger und in Logik und Philosophie sehr kundiger Mensch. Er wusste natürlich genau, dass diese seine Hypothese über das Bilden von Hypothesen dem Paradox gleicht vom Kreter, der sagt, man solle ihm glauben, dass alle Kreter lügen. Erreichen wollte er mit dieser Behauptung, dass sich KollegInnen nicht in ihre Hypothesen verlieben, sie für die gültige Wahrheit halten und so in einen Ideologie-Imperialismus verfallen.

Die Art, wie Jürgen HARGENS hier beschreibt, wie man seine eigenen Stellungnahmen in achtungsvoller und Autonomie fördernder Weise ins Gespräch einbringen kann, zeigt sehr schön, dass man das Anliegen, welches Steve so sehr am Herzen lag, viel flexibler und kreativer erreichen kann als mit der rigiden Hypothese von der Hypothesen-Tabuisierung. Leute, die Ratschläge geben, gibt es auch sonst ständig im Leben, Ratschläge vermeiden halte ich nicht für hilfreich, optimal mit Ratschlägen umgehen dagegen sehr.

Und wie der Autor dies verbindet mit der Bereitschaft, sich selbst als Kooperationspartner zur Disposition zu stellen, wie er z.B. auch nicht einfach Fragen stellt, sondern sich erst einmal die Erlaubnis holt, ob er fragen darf, berührt mich sehr. Ich wünsche mir sehr, dass diese Haltung einer achtungsvollen Demut und des Respekts vor den Welten der KlientInnen in unserer beruflichen Szene mehr Schule macht, denn obwohl Ähnliches oft deklamiert wird, erlebe ich es leider eher selten in der Praxis.

Und noch einen Mythos schleift er in knappen Worten so schön lapidar, dass es für mich richtig wohltuend ist (natürlich sicher auch deshalb, weil ich ebenfalls seit vielen Jahren für ähnliche Vorgehensweisen werbe). Steve DE SHAZER selbst, ganz bewusst in der Nachfolge von Milton ERICKSON und John WEAKLAND, hat sich immer gegen Transparenz von Seiten der TherapeutInnen und BeraterInnen ausgesprochen. In vielen Diskussionen, die wir beide bei vielen Bieren halbe Nächte lang pflegten, drückte er es kurz mit der Bemerkung „transparency is bullshit" aus.

In vielen meiner Veröffentlichungen habe ich zu zeigen versucht, dass man gerade mit transparenter Meta-Kommunikation wesentliche Chancen in Therapien und Beratungen eröffnen kann. Jürgen HARGENS bringt hier viele, für mich auch ästhetisch sehr schöne Beispiele, die ebenfalls belegen, dass gerade Transparenz in Gesprächen besonders wirksam zur Kompetenzaktivierung auf der Seite der KlientInnen beitragen kann. Dies besonders dann, wenn sie genutzt wird in einer Form, bei der die KlientInnen kontinuierlich zur Einnahme von beobachtenden Meta-Positionen eingeladen werden, was in diesem Buch auch sehr schön dargelegt wird.

Mit jeder Zeile, die man hier von ihm liest, spürt man, dass hier jemand schreibt, der enormes Theoriewissen mit fundierter, kongruent gelebter Praxis zusammenbringt, eine aus meiner Sicht in unserem Feld durchaus seltene Koinzidenz. Jürgen HARGENS verzichtet auf viele Erklärungen und ausführliche Beschreibungen zum theoretischen Hintergrund des lösungsorientierten Ansatzes. Aber es gibt ja inzwischen sehr viele solche recht voluminösen Abhandlungen dazu. Und wie er das hier macht, hat er es auch gar nicht nötig, seine Leser mit seinem umfassenden Theoriewissen zu strapazieren.

Was bisher zu wenig angeboten wurde, ist genau ein solches praktisch orientiertes kleines Werk, welches so ziemlich alle mir als wesentlich erscheinenden Grundaspekte berücksichtigt, die in der Arbeit auftauchen. So wird der Blick in sehr hilfreicher Weise ohne Abschweifungen auf die Grundstrukturen eines achtungsvollen und dabei effektiven lösungsorientierten Vorgehens gelenkt. Beachtet man diese Essenz konsequent, dann ist es viel leichter (und trotzdem immer noch schwer genug), die jeweils zum konkreten Anliegen der KundInnen passenden detaillierten Fragen und Interventionen zu generieren. Wie man dabei mitmenschliche Empathie und Wertschätzung mit hoher Effektivität überzeugend praktisch verbinden kann, dies wird hier so anschaulich (und dabei so wohltuend überschaubar kurz) gezeigt, dass ich diesem Buch eine sehr große Verbreitung wünsche.

Heidelberg, Januar 2007

Dr. *Gunther Schmidt*
Milton-Erickson-Institut Heidelberg

Zu diesem Buch

Als ich in den 80er Jahren gebeten wurde, eine Anzeige des *Brief Family Therapy Center* in Milwaukee für die *Zeitschrift für systemische Therapie* ins deutsche zu übersetzen – die dort tätige Gruppe um DE SHAZER bot einen deutschsprachigen Kurs in „solution-focused therapy" an –, tat ich mich sehr schwer, denn einfach nur von *Lösungen* zu schreiben, ohne Probleme zu erwähnen, war „damals" noch unüblich und mehr als nur ungewohnt und ungewöhnlich. Heute ist es fast Allgemeingut geworden, von *lösungsorientierter Therapie* zu sprechen und Probleme nicht mehr zu erwähnen. Dennoch – auch ich hake an dieser Stelle immer wieder einmal, so dass ich einige Gedanken dazu aufgeschrieben habe. Sie regten mich an, weiter zu schreiben und daraus ist dieses Büchlein entstanden.

Ich hatte und habe nicht vor, gewissermaßen das Rad neu zu erfinden, sondern dachte, dass es mir helfen könnte, einige meiner Erfahrungen in meiner nunmehr knapp 30jährigen Praxis festzuhalten. Zunächst einmal für mich selber aufzuschreiben, um weiter nachdenken und reflektieren zu können. Doch warum nicht für Offenheit und Transparenz sorgen? So lege ich Ihnen hiermit einiges zu dem vor, wie ich meine Erfahrungen mit dem lösungsorientierten Arbeiten heute beschreibe. Wozu? Nun, mich hat es immer angeregt, Erfahrungen zu reflektieren, Ideen zu entwerfen, mit Möglichkeiten zu spielen und auch auf diese Weise zu (meiner) Entwicklung beizutragen. Vielleicht haben Sie auch Spaß daran.

Damit knüpfe ich an einer Idee von BATESON (1982/1984[3], S. 112) an, der bekennt: „… Erkenntnistheorie ist immer und unausweichlich *persönlich*. Der Sondierungspunkt liegt immer im Herzen des Forschers: Welches ist *meine* Antwort auf die Frage nach der Natur der Erkenntnis?"

In diesem Sinne stelle ich meine Erfahrungen vor, spreche von mir und über mich, auch wenn ich tatsächlich von lösungsorientierter Beratung/Therapie schreibe. Wobei ich davon ausgehe, dass Sie, die LeserIn, schon über Erfahrungen mit dieser Art Arbeit verfügen. Ich wollte keine Einführung schreiben, sondern Punkte ansprechen, die mir immer wieder aufstoßen, in meiner Arbeit mit KlientInnen und in Fragen wie Anmerkungen von TeilnehmerInnen meiner Fortbildungen. Um noch einmal BATESON (1981/1983[5], S. 323) zu zitieren: „Der

Beobachter muß in den Brennpunkt der Beobachtung einbezogen sein, und was untersucht werden kann, ist immer eine Beziehung oder ein unendlicher Regreß von Beziehungen. Niemals ein >Ding<."

Heute, wo die Forschung sich bemüht, die Überlegenheit empirisch validierter und teilweise manualisierter Therapie zu belegen (bisher noch nicht wirklich erfolgreich, wie mir scheint), könnte ein Teil dieses persönlichen und subjektiven Charakters verloren gehen – zumal es nach meinem Verständnis eben nicht einfach „nur" um Beratung/Therapie geht, sondern auch ums Überleben, ums Geldverdienen. Doch diesen Aspekt klammere ich an dieser Stelle und in diesen Überlegungen bewusst und vorsätzlich aus. Ich schreibe hier ausschließlich über den persönlichen und subjektiven Teil beraterisch-therapeutischer Arbeit als eine Form der Begegnung. Auch hier könnte ich wieder auf BATESON verweisen, der meint, „die Beziehung geht vor; sie *geht voraus*" [relationship precedes] (1982/1984³, S. 165). Das ergibt sich auch aus dem Überblick, den HUBBLE, DUNCAN & MILLER (2001) vorgelegt haben, was die Wirksamkeit der Beratung/Therapie betrifft. Geschätzte 30% des Therapieergebnisses lassen sich auf den Faktor *therapeutische Beziehung* zurückführen – und zwar so, wie die KlientIn diese Beziehung einschätzt.

Zu diesem Buch

Ich formuliere das für mich so, dass diese Art Arbeit „Begegnungs- bzw. Beziehungsarbeit" ist und es wesentlich darauf ankommt, welche Fertigkeiten die PraktikerIn anwenden kann, um die Beziehung in den Augen der KlientIn förderlich zu entwickeln.

Im Einzelnen.

Im **ersten Kapitel** gehe ich noch einmal ein auf das Verhältnis von *Problem* und *Ziel/Lösung*, um mich dann im **zweiten Kapitel** dem Thema {*Ziele, zielen*}[1] zuzuwenden – für mich das Kernstück dieser Art Arbeit. Ich habe an einigen Stellen *Anregungen, Erfahrungen, Ideen* eingefügt, die das Gesagte veranschaulichen, ergänzen und praktisch sichtbar machen sollen.

Mit der Sprache und damit mit den Aspekten {*sprechen – fragen – zuhören*} befasst sich das **dritte Kapitel**, gewissermaßen dem Handwerkszeug der PraktikerIn. Unverzichtbar ist mir {*wertschätzen, würdigen, komplimentieren*} geworden, **Kapitel vier**, das heute fast den breitesten Raum in *meinem* praktischen Tun einnimmt. Da Beratung/Therapie eine Form der Begegnung darstellt, ist für mich {*Transparenz herstellen, transparent machen*} unverzichtbar

---

1 Manches kann ich schwer in einen einzigen Begriff fassen, so dass die Bezeichnungen in {} mein Versuch sind, diese Vielfältigkeit auszudrücken.

geworden. Dabei lehne ich mich durchaus an ANDERSENS (1990/1996[4]) Ideen des *Reflektierenden Teams* an. Ein manchmal vernachlässigter oder zutreffender: wenig ausdrücklich angesprochener Aspekt sind *Gefühle* (**Kapitel sechs**), die im menschlichen Leben eine besondere Bedeutung haben und daher in dieser Arbeit zu beachten sind. Abgerundet wird das Ganze durch einige *praktische Anmerkungen* (**Kapitel sieben**), die mir bedeutsam scheinen.

Ich wünsche Ihnen eine anregende, unterhaltsame und ... (hier setzen Sie einfach Ihre Bezeichnung, die Sie einer Lektüre geben, die Ihnen gefällt, ein). Und wenn Sie Anregungen, Erfahrungen, Ideen für mich haben, freue ich mich, von Ihnen zu hören.

Natürlich ist ein solches Buch immer das Ergebnis des Zusammenspiels vieler Geister und einigen möchte ich an dieser Stelle meinen persönlichen Dank aussprechen. Zunächst der *Meyner Fortbildungsgruppe* (Ewald BOPP, Heinz GRAUMANN, Kirsten NIEHOFF, Jürgen SCHIEDECK, Barbara SCHWANER-HEITMANN, Tete WASSNER, Michael WEIDEMANN und Gabi WROBLEWSKI), die mich zu diesem Buch inspiriert haben. Dann Ursula FUCHS, Wolfgang LOTH und Daniel PFISTER-WIEDERKEHR, die das Manuskript mehr oder weniger umfangreich kommentiert haben, sowie Gerda MEHTA und Käthi VÖGTLI für ihre Anregungen. Natürlich dürfen in dieser Aufzählung die *kundigen Menschen* (meist KlientInnen genannt) nicht fehlen, die es mir ermöglicht haben, vieles wertschätzend zu probieren und zu erfahren sowie die FortbildungsteilnehmerInnen, die mit ihren Fragen und ihrer Begeisterung ungeahnte Wirkungen erzielen.

Meyn, im August 2006
Jürgen Hargens

Lösungen kümmern keine Probleme ...

Wenn jemand zu Ihnen zur Beratung/Therapie kommt und von einem Problem erzählt, dann führt das meist zu einigen – nicht immer klar ausgesprochenen – Vermutungen. Ich würde denken, dieser Jemand leidet, zumindest ein wenig, unter dem Problem, und ich würde weiter annehmen, dass er das Problem beseitigen möchte. Da er mir davon erzählt, liegt es nahe zu glauben, dass er davon ausgeht, ich könne ihm helfen. Und damit, so geht es mir, rastet mein Verständnis von Problem und Lösung beinahe automatisch ein. Ich bin so aufgewachsen, dass ein Problem, so es beseitigt werden soll, zunächst einmal sehr präzise zu beschreiben und zu analysieren ist, um auf dieser Grundlage herauszufinden, wie der Weg zur Lösung aussehen kann oder soll.

Nach Jahren der theoretischen und praktischen Erfahrung mit dem lösungsorientierten Ansatz ist mir immer deutlicher geworden, dass hier ein ganz anderes und sehr radikales Verständnis von Problem und Lösung besteht.

Probleme existieren – und zwar für diejenige Person, die davon spricht, dass sie ein Problem „hat". Geht es um Beratung oder Therapie, dann möchte die Person, auch das benennt sie meist sehr klar, das Problem beseitigen, auflösen, kleiner haben oder nicht mehr so darunter leiden.

Eine lösungsorientierte PraktikerIn wird – wenn es um Beratung oder Therapie geht – der KlientIn Raum und Zeit geben, diese sehr persönliche Auffassung „ihres" Problems zu benennen. Dann aber – und hier liegt für mich der radikale Schritt (oder: Schnitt) – wird die PraktikerIn sehr genau wissen wollen, welche *Lösung die KlientIn* anstrebt oder erreichen möchte. Dabei bezieht sich die Lösung auf einen umfassenderen Bereich als „Verschwinden des Problems" – dies wäre nämlich das *Ziel* (s. u.)

Hier gilt die Idee (das „Credo") des lösungsorientierten Arbeitens: *„es hat nur der-/diejenige ein Problem, der/die auch die Idee einer Lösung hat."* Anders formuliert – Probleme zeichnen sich dadurch aus, dass diejenige Person, die von einem Problem spricht, eine Idee hat, dass dies Problem lösbar ist, verschwinden und/oder etwas anderem Platz machen kann. Wäre dem nicht so, dann handelt es sich nach diesem Verständnis auch nicht um ein Problem. Möglicherweise wäre es ein schweres und leidvolles Schicksal – aber eben nicht zu ändern und damit kein Problem. *Und auch* *diese Seite gilt es zu würdigen,* denn eine solche „Unveränderbarkeit" macht das Leben nicht unbedingt leichter und einfacher. Nur – ein solches unveränderbares Schicksal stellt die Frage nach der Lösung neu und anders und da ist nicht einfach nur „schnelles Tun" und „zweitbeste Lösungen aushandeln" gefragt, sondern vor allem respektieren, würdigen und anerkennen der Mühsal.

Da möchte ich an Bateson erinnern, der feststellt (1987, S. 27): „Was ein einzelner Mensch für einen anderen Menschen tun kann, ist nun nicht gerade überhaupt nichts, aber es hilft dem Hilfesuchenden sicher manchmal, wenn sich der Helfer darüber im Klaren ist, wie wenig Hilfe geleistet werden kann. Vorübergehender Schutz vor den kalten Winden einer wahnsinnigen Zivilisation, gemeinsam vergossene Tränen und gemeinsames Lachen und das ist es dann auch schon." Omer (et al., 2007, S. 76 ff.) spricht in ähnlichem Zusammenhang von der Triade *„Akzeptanz, Mitleid und Trost"*.

Zurück zur lösungsorientierten Grundannahme, wonach erst die Idee der Veränderbarkeit ein Problem zu einem Problem macht.

Damit ist noch keine Feststellung getroffen, welche Veränderung angestrebt oder welche Lösung gesucht wird. Probleme sind das eine, Lösungen das andere und beide gehören durchaus unterschiedlichen Beschreibungs-

und damit Wirklichkeitsbereichen an. Anders formuliert: *es besteht nicht notwendigerweise eine Beziehung zwischen einem Problem und (s)einer Lösung!*

Deshalb steht im Zentrum des lösungsorientierten Ansatzes auch nicht oder vorrangig die Klärung und Herausarbeitung des Problems (der Klage), sondern eine immer detailliertere Herausarbeitung der Ziel- oder Lösungsvision – und zwar derjenigen, der die KlientIn zuneigt.

Da taucht natürlich die Frage auf, ob *Ziel* und *Lösung* dasselbe meinen, gleichsam zwei Seiten einer Medaille sind, oder ob sie Unterschiedliches bezeichnen. Während meist unklar bleibt, ob und ggf. welche Unterschiede diese beiden Begriffe abstecken, hat DE SHAZER (1996, S. 258) den *Unterschied* benannt: „Ziele sind das, was die Klientin *bezüglich* des Problems von der Therapie will, wogegen Lösungen das sind, was die Klientin *unabhängig* vom Problem von der Therapie will." Anders formuliert – Ziele beziehen sich auf Probleme, Lösungen auf Visionen des zukünftigen Lebens. Dies macht auch verständlicher, wieso dieser Ansatz *lösungs*orientiert und *nicht ziel*orientiert heißt: es geht um Lösungen und diese stehen nicht unbedingt im Zusammenhang mit einem Problem. Ziele hingegen leiten sich aus Problemen ab, sind auf sie bezogen („weg" mit dem Problem) – und doch können Klärungen

Lösungen kümmern keine Probleme ...

der Ziele durchaus zu Lösungsideen führen, die nicht unbedingt etwas mit dem Problem zu tun haben (Vision vom Leben).

Für mich ist diese Unterscheidung manchmal hilfreich und nützlich, manchmal verwirrend und lähmend. So bin ich im Laufe der Zeit zu einer für mich passenden Arbeitshypothese gelangt: ich bin *mehr* an dem interessiert, was die Menschen, die zur Beratung/Therapie kommen, wollen und *weniger* an dem, was sie an Anliegen und Anlässen mitbringen. Deshalb ist es für mich wichtig, den Leuten zu helfen – sie dabei zu unterstützen – klarer zu bekommen, wo sie hin möchten und das können Ziele sein (weg vom Problem, hin zum problemfreieren Verhalten) oder Lösungen (wie die Vision des Lebens aussieht).

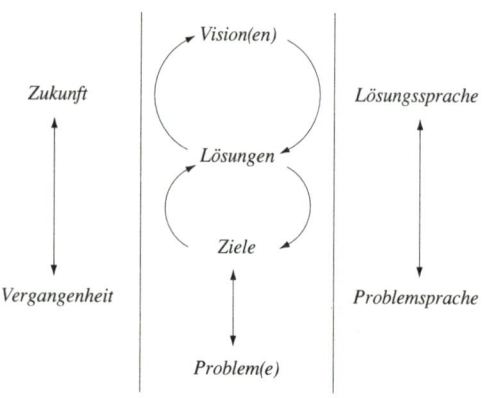

Abb. 1: Unterscheidbare Themen- bzw. Ansprechbereiche

Ich habe daraus für mich den Schluss gezogen, dass Beratung/Therapie gewissermaßen am Ende anfangen sollte – bei dem, was die Leute wollen, möchten oder anstreben, also bei ihren Lösungen. Und solche Lösungsideen sind zunächst einmal unabhängig von dem Problem, das sie zu mir geführt hat. So gesehen, können Lösungen eher den Visionen der Menschen zugeordnet werden, ihren Wünschen, Sehnsüchten und Träumen, die ein wichtiges Energiepotential darstellen, so wie sie auch verdeutlichen, dass die Arbeit an Lösungen oder Zielen immer auch emotional besetzt ist (vgl. das Kapitel *Gefühle ...*, S. 93 ff.)

In weiteren Schritten geht es darum, solche Lösungsideen „handbarerer", umsetzbarer und damit wirklichkeitsnäher zu beschreiben – und das ähnelt dann dem Entwickeln von Zielen.

Das macht es so bedeutsam, Ziele herauszuarbeiten – denn auch ich bin mit der Idee aufgewachsen, dass die Lösung eines Problems mit dem Problem zu tun hat. Und im lösungsorientierten Ansatz hat diese Idee einen ganz anderen Platz. Das benannte Problem verweist keinesfalls – und vor allem nicht automatisch – auf die angestrebte Lösung. Das macht eine sorgsame Herausarbeitung der Lösung der KlientIn, eingebunden in ihre unterschiedlichen Ziele, so entscheidend.

Lösungen kümmern keine Probleme ...

Ich selber bin daher im Sprachgebrauch ein wenig „nachlässig" und verwende die Begriffe austauschbar – wobei mir wichtig ist, die Idee im Kopf zu behalten, dass es darum geht, was die KlientIn in der Zukunft *anders* (machen/tun) möchte, sowohl in Hinblick auf das Problem wie in Hinblick auf ihr Leben als solches. Und diese übergeordnete Lösungsidee macht es so bedeutsam, sie in konkrete Ziele (jetzt bezogen auf die Lösungsidee und eben nicht mehr oder nur auf Probleme) zu übersetzen.

In meiner Praxis sind mir oft Menschen begegnet, die darunter leiden, dass sie „alles so mitnimmt", dass ihnen „alles so nahe geht" und dass sie sich dann „so niedergeschlagen fühlen". Sie wünschen sich oft „ein dickeres Fell", so dass ihnen das alles nicht mehr so „unter die Haut" geht. Ein auf den ersten Blick durchaus verständliches Ziel.

Auf Nachfragen, was genau sie dann *tun*, wenn sie ein „dickeres Fell" haben, wenn ihnen „alles nicht mehr so nahe geht", antworten sie oft mit Schweigen, Nachdenken und Nicht-Wissen. In meinen Augen ein Beispiel dafür, dass das Problem nicht direkt auf die individuellen Ziele verweist, so dass diese weiter herauszuarbeiten bleiben.

Um diesen Gedanken noch ein wenig weiter zu spinnen: wenn ihnen „alles nicht mehr so nahe geht", wenn sie ein „dickeres Fell" haben, dann könnte das *auch* bedeuten, dass ihre Empfindsamkeit, ihr menschliches Mitfühlen, ihr Einfühlungsvermögen etc. weniger geworden wären. Wer ein dickes Fell besitzt, dem geht kaum etwas unter die Haut.

Deshalb, denke ich, gilt eine weitere Idee (ein „Credo") des lösungsorientierten Arbeitens – *„nicht zu schnell verstehen"* – ganz besonders für die *Ziele* der KlientInnen. Ein benanntes Problem gibt mir noch *keinen* Hinweis auf das, was die KlientIn möchte. Allerdings könnte ich mich zu der Annahme verführen lassen, ich wüsste, was das Ziel der KlientIn bei dem benannten Problem ist. Doch gilt hier: Irrtum vorbehalten und das Ziel ist das, was die KlientIn dann beschreibt und was ich in wohl formulierte Beschreibungen „transformieren" helfe. Und dann sollte ich nicht aus dem Auge verlieren, dass es darüber hinaus auch noch um Lösungen geht, die noch weniger mit dem benannten Problem zu tun haben (können oder müssen). Alles in allem also eine Übung in Neugier.

In der Sprache des lösungsorientierten Arbeitens ist die Rede von „building solutions" – wörtlich: Lösungen bauen, was sich in der deutschen Fachliteratur als „Lösungen (er-)finden" etabliert hat. Und *Lösungen (er-)finden* („building solutions") unterscheidet sich durchaus und grundsätzlich von „solving problems" oder von „Probleme lösen".

Dieser Unterschied scheint auf den ersten Blick klein und ist, wie ich es sehe, dennoch grundlegend und grundsätzlich, denn nicht die Kenntnis des Problems in-formiert diese Art zu arbeiten, sondern die Kenntnis der Lösung, die die KlientIn anstrebt.

Ziele, zielen und was sonst noch alles dazu gehören könnte

Ziele sind aus mehreren Gründen ein, wenn nicht *der* wesentliche *Wegweiser* des beraterisch-therapeutischen Handelns. Einfach deshalb, damit alle Beteiligten wissen, wann sie auf dem Weg zum Ziel sind oder wann dieses erreicht ist. Wobei es wichtig bleibt, darauf zu achten, dass Ziele und Lösungen miteinander verträglich („kompatibel") sind, bleiben oder werden.

Diese Rahmung von Zielen als Wegweiser verweist darauf, wie hilfreich es sein kann, im Verlauf der Arbeit immer wieder darauf zu achten, ob und inwieweit die Arbeit dazu beiträgt dem Ziel näher zu kommen. Und da es immer um die *Ziele der KlientInnen* geht, ist es unerlässlich, diese selber zu befragen.

Anregungen, Erfahrungen, Ideen:

Fragen Sie nach einer bestimmten Zeit (z.B. nach zwölf Minuten) oder nach einer bestimmten Anzahl von Fragen, die Sie gestellt haben (z.B. nach jeder siebten Frage) direkt nach:

„Wenn wir so darüber reden, kommen Sie dann Ihrem Ziel näher oder nicht?"

Antwort:

„Ja." – *Mögliche Reaktion:* „Das ist ja wunderbar!" und Sie fahren fort

„Nein." – *Mögliche Reaktion:* „Vielen Dank für diese klare Rückmeldung. Was muss hier jetzt geschehen, dass Sie Ihrem Ziel näher kommen?"

„Weiß nicht." – *Mögliche Reaktion:* „Das ist auch nicht immer so ganz einfach mit ‚ja' oder ‚nein' zu beantworten. Das stimmt. Wenn es gar nicht passt, wenn Sie meinen, das, was hier geschieht, bringt Sie Ihrem Ziel *nicht* näher – kann ich mich darauf verlassen, dass Sie mir das dann auch so klar sagen?"

Was genau zeichnet Ziele aus?

Dazu gibt es in der Literatur wunderbare Listen, in denen Kriterien aufgezählt werden. Diese Kriterien sind überaus hilfreich, wichtig und nützlich. So definieren DeJong und Berg (2003[5], S. 127 ff.) Ziele dann als wohlformuliert, wenn sie folgende Merkmale aufweisen:

☯ *sollen/müssen für die KlientIn wichtig sein*

Dieser so selbstverständlich scheinende Aspekt kann manchmal vergessen werden, einfach

Ziele, zielen und was sonst noch alles dazu gehören könnte

weil der Eindruck entsteht, dass das Leiden der KlientIn so groß ist oder weil wir als Fachleute der Meinung sind, dass eine Änderung in eine bestimmte Richtung notwendig sei. Es geht *immer* darum, was *der KlientIn wichtig* ist. Wenn wir als Fachleute *anderer* Meinung sind, dann geht es darum, mit solchen Unterschieden *wertschätzend* umzugehen

---

Anregungen, Erfahrungen, Ideen:

Fragen Sie nach der Wichtigkeit, die das Ziel für die KlientIn besitzt, indem Sie Skalierungsfragen verwenden:

„Wie wichtig ist Ihnen, dieses … [setzen Sie hier den von der KlientIn verwendeten Begriff für ihr Ziel ein] zu erreichen? Wobei 1 bedeutet ‚ist nicht wichtig' und 10 bedeutet ‚es gibt nichts Wichtigeres'?"

Antwort:

Ein Skalenwert zwischen 1 und 10 – *Reaktion:* Da die „Wichtigkeit" mögliche Aufschlüsse enthält, was die KlientIn bereit ist, einzusetzen, kann es nützlich sein, nachzufragen, ob der genannte Skalenwert *für die KlientIn* ausreicht, um an der Erreichung des Zieles zu arbeiten (Ziele bedeuten ‚harte Arbeit' für die KlientIn, s.u.).

👁 *benutzen interaktionaler Begriffe*

Probleme treten nie im luftleeren Raum auf, sondern sind immer an Beziehungen (Interaktionen) gebunden, so wie jeder Mensch nicht in einem luftleeren Raum, sondern in Beziehungen lebt. Dabei sind auch die Beziehungen zu sich selber, zu den eigenen „inneren Stimmen" oder – wie es des Öfteren der Fall ist – zum „schlechten Gewissen" zu bedenken.

MOLNAR und LINDQUIST (1994) haben dies sehr eingängig beschrieben: bei einem Problem handelt es sich zum einen um beobachtbares (d.h. auch: beschreibbares) Verhalten *und* zum anderen um die Reaktion auf dieses Verhalten. Erst beides zusammen „definiert" ein Problem. Wobei die BeobachterIn sowohl eine Fremd- als auch eine SelbstbeobachterIn sein kann.

Darüber hinaus bieten interaktionale Begriffe immer *auch* eine andere Perspektive auf die KlientIn, nämlich eine Perspektive aus der Sicht der jeweiligen InteraktionspartnerIn – sei dies nun eine konkrete Person oder eine „innere Stimme" (der Selbst-BeobachterIn).

Mögliche Fragen:

„Wer bemerkt als erster/überhaupt, wenn das Problem auftritt?"
„Wer bemerkt als erster/überhaupt, wenn das Problem nicht mehr auftritt?"
„Was bemerkt wer an Ihnen?"

☯ *beziehen situative Aspekte ein*

So, wie Menschen in Interaktionen „leben", so „zeigen" sich Probleme in bestimmten Situationen – und in bestimmten (anderen) Situationen zeigen sie sich nicht. Daher kann es hilfreich sein, solche situativen *Unterschiede* zu bedenken und einzubeziehen.

- betonen die Anwesenheit von erwünschtem, positivem **Verhalten**

Beratungsanlässe zeichnen meist dadurch aus, dass – von wem auch immer – ein „Problem" benannt wird, das *nicht* mehr auftreten soll. Ein sehr verständlicher Wunsch, der zugleich die Frage aufwirft, was an Stelle des Problems (auf-)treten soll. Erst dann, wenn der KlientIn deutlich ist, welches konkrete Verhalten sie anstelle des unerwünschten zeigen möchte (Musterwort: „*stattdessen*"), ist es möglich, Schritte in diese Richtung zu unternehmen. Es reicht leider nicht aus zu wissen, was man nicht will – denn dies fokussiert die Aufmerksamkeit immer wieder auf das unerwünschte Verhalten und verweist darauf, dass das Ziel weder erreicht noch sich ihm angenähert wurde.

Anregungen, Erfahrungen, Ideen:

KlientInnen erscheint es oft notwendig, das Problem zu beschreiben – auch in dem Sinne, dass es „weg" soll – und es fällt ihnen daher nicht leicht, das erwünschte Verhalten konkret zu benennen. Das ist kein „Fehler" und kein „Unvermögen", sondern eine Erinnerung daran, wie schwierig es ist, die eigenen Ziele konkret zu formulieren, besonders wenn man unter dem Verhalten, das „da" ist leidet. Insofern kommt es darauf an, eine solche Schwierigkeit zu würdigen.

Für die PraktikerIn erscheint es mir bedeutsam, sich zu vergegenwärtigen, worüber die KlientIn nachdenkt – über ihre Ziele („das Problem soll weg") oder über das, was sich in ihrem Leben verändert, also ihre Lösung („Wunder"). Für beide Bereiche gilt es, *positiv formulierte Verhaltensweisen* zu erarbeiten und die Schwierigkeit zu würdigen, die es machen kann, über die Abwesenheit des Problems hinauszugelangen. Die meisten Menschen wissen sehr genau, was sie nicht (mehr) wollen – nur reicht das leider oft nicht aus zu wissen, was an die Stelle treten soll.

Anregungen, Erfahrungen, Ideen:
Mögliche Fragen:

„Genau, das wollen Sie nicht mehr. Das kann ich verstehen. Und, angenommen, wenn das weg ist, was machen Sie dann stattdessen?"

„Wenn Sie das nicht mehr wollen, dann fällt Ihnen vermutlich immer wieder auf, wenn Sie genau das machen, was Sie nicht mehr machen wollen. Klar, die Aufmerksamkeit richtet sich darauf. Deshalb interessiert mich, was Sie dann machen und wie Sie die Zeit nutzen/füllen, wenn Sie das nicht mehr machen. Was genau machen Sie dann (anderes)?"

☯ *beschreiben einen ersten Schritt*

Ziele, die von KlientInnen entworfen, entwickelt und beschrieben werden, beziehen sich auf Verhalten, das dann gezeigt wird, wenn es wieder „rund" läuft. Doch vergeht bis dahin Zeit – und zwar eine zunächst nicht bekannte Zeit. Und es erscheint bedeutsam, gerade dann, wenn man sich auf dem Weg zum Ziel befindet, Hinweise zu erhalten, *dass* man sich auf dem Weg zum Ziel befindet. Anders formuliert: es geht darum, in Bewegung zu kommen *und* in Bewegung zu bleiben. Bill O'Hanlon (1992) hat dies prägnant in einer seiner Geschichten über das „Ritual der tausend Dämonen" genau so formuliert: „Keep your feet moving" – es kommt nicht darauf an, wie groß der Schritt ist, es kommt (einfach) darauf an, weiterzugehen bzw. in Bewegung zu bleiben.

Erste Schritte stellen also einerseits Wegmarken auf dem Weg zum Ziel dar, und sie markieren und kontextualisieren andererseits die Fortschritte auf dem Weg zum Ziel. Und da nichts erfolgreicher ist als der Erfolg, können diese erfolgreichen kleinen Schritte Ansporn sein, weiterzumachen und zu erleben, dass man über Fähigkeiten, Ressourcen und Kompetenzen verfügt, in die gewünschte Richtung zu gehen.

Anregungen, Erfahrungen, Ideen:

Angesichts des Leidens fällt es KlientInnen manchmal schwer (stellt also für sie eine Herausforderung dar), einen ersten Schritt zu beschreiben, der *klein genug ist, um erfolgreich gegangen zu werden.*

Hier geht es darum, Ziele gleichsam zu zergliedern, aufzuteilen, „portionsgerecht" zu gestalten, so dass der Weg überschaubar, handhabbar wird und die Schritte klein genug bleiben.

Mögliche Fragen:

„Welches wäre ein erster Schritt auf dem Weg zum Ziel?" Und dann weiter: „Und welches wäre ein erster kleiner Schritt?" Und noch weiter: „Und welches wäre ein erster klitzekleiner Schritt?"

„Welches wäre ein erster kleiner Schritt, zu dem Sie Lust [!!] hätten/der Ihnen Freude machen würde?"

☯ *verwenden konkrete, verhaltensbezogene und messbare Begriffe*

Auch hier dreht es sich wieder um „dasselbe" Thema – Ziele zu konkretisieren, klein zu halten, anschaulich zu machen. WALTER und PELLER (2002[5], S. 77 f.) sprechen davon, dass die Beschreibung „so spezifisch wie möglich" sein soll, denn „je spezifischer eine Beschreibung ..., desto größer ist der Aufforderungscharakter für die KlientIn."

Darüber hinaus „zielt" dieser Aspekt der „Zielbeschreibung" darauf, dass das Ziel aus dem "inneren Erleben" der KlientIn herausgeholt und *auf die Ebene der beobachtbaren Verhaltensbeschreibung gestellt* wird. Dies ist ein ganz entscheidender Aspekt lösungsorientierten Arbeitens – die Beschreibung von Zielen aus der Bindung an Gefühle oder Erleben „herauszulösen" und in den Bereich des Handelns zu verlagern. Es geht darum, Ziele mehr als nur subjektiv (von der Person der KlientIn) erkennbar zu machen. Da Gefühle und Erleben nur erschlossen, aber nie direkt beobachtet/wahrgenommen werden können, richtet sich Ziel-(er-)finden darauf, Verhaltensweisen zu bestimmen, die zum einen für die KlientIn „zielgenau" und „passend" und die zum anderen von einer BeobachterIn wahrnehm- und beobachtbar sind.

Anregungen, Erfahrungen, Ideen:

Skalierungsfragen und konkrete Beschreibungen des Verhaltens (und erster kleiner Schritte, s.o.) aus den unterschiedlichen Perspektiven der InteraktionspartnerInnen (s.o.) sind nützliche Werkzeuge.

„Genau, Sie *fühlen* sich dann besser ... und was genau *tun* Sie dann, wenn Sie sich besser fühlen?"

„Das glaube ich, dann g*eht es Ihnen leichter von der Hand*. Und was genau tun Sie dann, wenn es Ihnen leichter von der Hand geht?"

„Was sieht [Person, die der KlientIn bekannt ist, benennen], was genau Sie dann *tun*, wenn Sie sich besser fühlen?"

🌀 *benutzen realistische Begriffe*

Ich glaube, es ist eine triviale Weisheit, dass jeder Mensch Träume hat. Einige Träume bleiben immer Träume (und es kann schön sein, sie zu träumen), wohingegen andere uns anspornen, sie umzusetzen. Und „umsetzen" heißt „verändern" – und da kann es sehr hilfreich sein, sich selber einzugestehen, ob es realistisch ist, an der Umsetzung gerade dieses Traumes zu arbeiten. Ersetze ich den Begriff „Traum" durch „Ziel", dann geht es genau darum – wie realistisch ist das Ziel für die KlientIn angesichts ihres Kontextes?

Hier kann es zu durchaus unterschiedlichen Einschätzungen von KlientIn und PraktikerIn kommen – doch gilt auch hier der Satz, dass die *Sicht der KlientIn Vorrang* hat. Eigene Zweifel lassen sich durchaus mit Skalierungsfragen einbeziehen („auf der Skala von 1 bis 10, wobei 1 bedeutet ‚völlig unrealistisch' und 10 ‚völlig realistisch' – wie realistisch ist es, dass Sie dieses Ziel umsetzen?").

Darüber hinaus sollte ich als PraktikerIn mir im Klaren sein, dass die KlientIn durchaus imstande ist zu spüren, wenn ich anderer Meinung bin, mich diese aber nicht zu veröffentlichen traue. Mir erscheint es an dieser Stelle bedeutsam, einerseits überaus wertschätzend/würdigend und andererseits offen und transparent zu bleiben.

Ziele, zielen und was sonst noch alles dazu gehören könnte

Anregungen, Erfahrungen, Ideen:

Die KlientIn beschreibt etwas auf eine Art, der ich nicht zuzustimmen vermag. Hier kann es sehr hilfreich sein, auf zwei Grundannahmen des Konstruktivismus zurückzugreifen – *jede Konstruktion von Wirklichkeit ist gleich gültig* (zwei Worte) und *für jede Konstruktion gibt es gute Gründe*. Und wenn ich meine etwas andere Position einbeziehe, sollte ich dies vorsichtig in *konjunktivistischen Formulierungen* tun – denn meine Konstruktion ist genau so gültig wie jede andere.

Mögliche Reaktion:

„Das ist interessant ... und ganz anders als ich es sehen *würde*. Ich *hätte* die Idee [beschreiben], und Sie sehen es ganz anders. Ich bin neugierig, mehr darüber zu erfahren."

„Wenn Sie sagen, das ist Ihr Ziel ... wenn ich versuche, mich in Sie hineinzuversetzen, *würde* ich denken, dass ich mich damit überfordere. Sie haben eine ganz andere Vorstellung. Das macht mich neugierig. Was macht Sie da so zuversichtlich?"

KlientIn nimmt es als „harte Arbeit" wahr

Ich glaube, nach dem bisher über Ziele Ausgeführten ist klar, *wie* hart und herausfordernd diese Arbeit für die KlientIn ist. Und das bedeutet, dass sie dafür *viel Unterstützung, Anerkennung und Würdigung* braucht – auch wenn es einmal nicht so gut läuft.

Für mich kommen noch zwei Aspekte hinzu, die Walter und Peller (2002[5], S. 78 ff.) betonen:

☯ *liegen im „Kontrollbereich" der KlientIn*

Gelegentlich (manchmal auch öfter) klagen KlientInnen über etwas, was sie stört, was andere tun und ihr Ziel ist es, dass dieser Andere sich ändert. „Wenn wir uns mit KlientInnen auf Ziele einlassen, jemand anderen zu ändern, beteiligen wir uns an einem endlosen und fruchtlosen Vorhaben" (WALTER und PELLER, 2002[5], S. 78). Anders gesagt, wir würden dann an einer „unlösbaren Aufgabe" arbeiten und das Scheitern (oder eine endlose Therapie) wäre von vornherein festgelegt.

Hier stehen mir, wie ich glaube, mindestens zwei Möglichkeiten offen:

1. zum einen kann ich – hypothetisch – die Veränderung beim anderen voraussetzen und dann nach Veränderungen bei der KlientIn fragen:

   „Angenommen, Herr/Frau xyz [die andere Person] macht genau das, was Sie sich wünschen – was machen Sie dann anders als jetzt?"

   Und dann kann ich mir die gesamte weitere Interaktionssequenz beschreiben lassen – was macht xyz, wenn Sie sich „so anders" verhalten? Und was machen Sie dann? Und was macht dann xyz?

   Die Beschreibung einer solchen Interaktionssequenz macht implizit deutlich, dass

Verhalten immer auch vom Kontext und von den beteiligten Personen – also auch von mir – *mit* beeinflusst wird – und so gesehen auch keinen eindeutigen Anfang hat.

2. Zum anderen kann ich – hypothetisch – annehmen, dass der andere sich nie verändern wird und dann wiederum die interaktionalen Folgen für das Verhalten der KlientIn abfragen:

„Angenommen, Herr/Frau xyz [die andere Person] wird sich nie ändern, sondern immer genau dies [benennen des beschriebenen Problemverhaltens] weitermachen – was genau werden Sie dann tun?"

Dies kann zu einer weiteren Klärung dessen führen, *was die KlientIn will* („Wenn das, was Sie wollen – dass sich xyz ändert – nicht erreichbar ist, was ist dann Ihr Ziel, wenn Sie hierher kommen?")

Und da ich überzeugt bin, dass, wenn es zwei Möglichkeiten gibt, es vermutlich auch noch mehr gibt, könnte ich weiter fragen:

„Welchen Nutzen oder Vorteil hat xyz davon, wenn er/sie sich so ändert, wie Sie sich das wünschen?" und dann weiter: „Und welchen Nutzen oder Vorteil haben Sie davon, wenn xyz sich so ändert, wie Sie sich das wünschen?" (s.u.: Nutzen = Vorteil).

Oder genau „anders" herum: „Welchen Nutzen oder Vorteil hat xyz davon, wenn er/sie sich *nicht* so ändert, wie Sie sich das wünschen?" und dann weiter: „Und welchen Nutzen oder Vorteil haben Sie davon, wenn xyz sich *nicht* so ändert, wie Sie sich das wünschen?" (s. o. gute Gründe)

☯ *formuliert in der Sprache der KlientIn*

Sprache schafft Wirklichkeiten – und beeinflusst somit die Welt, wie jeder sie sieht. Das macht es erforderlich, sehr aufmerksam darauf zu achten, welche Worte die KlientIn wählt und bei diesen Worten zu bleiben.

„Niedergeschlagen und traurig sein, düstere Gedanken haben und keine Lust, irgendetwas zu machen" mag für den einen etwas Depressives sein, für den anderen bleibt es das, was gesagt ist, „niedergeschlagen und traurig sein, düstere Gedanken haben und keine Lust, irgendetwas zu machen".

Zu beachten bleibt, dass es sich hier zunächst um Beschreibungen in Problemsprache wie im Gefühlsbereich handelt. Würdigend geht es darum, diese Beschreibungen in Ziele und damit in erwünschte Verhaltensweisen zu übersetzen.

Ziele, zielen und was sonst noch alles dazu gehören könnte

Anregungen, Erfahrungen, Ideen:

Hier gilt es, einen wesentlichen Aspekt lösungsorientierter Arbeit zu bedenken – Ziele sollen im Handlungsbereich beschreibbar werden. Das bedeutet, die gefühlsmäßige Äußerung der KlientIn zu würdigen und mit einer weiteren Frage den Handlungsbereich einzubeziehen – und zwar unter dem Aspekt, Ziele positiv zu formulieren (Anwesenheit von erwünschtem Verhalten, s. S. 35 f.)

„Sie fühlen sich niedergeschlagen, und Sie sind traurig, haben düstere Gedanken und keine Lust, irgendetwas zu machen. Das ist nicht einfach, das glaube ich Ihnen gern, dass Sie das nicht mehr wollen [*würdigen und Worte der KlientIn verwenden*]. Was mich interessiert – wenn das anfängt, weniger zu werden oder ganz verschwindet [*auf Ziele orientieren*] – was genau machen Sie dann anders [*handlungsbezogen*]?"

Neben diesen möglicherweise technisch erscheinenden Kriterien sind weitere Aspekte zu bedenken. Da wäre zunächst einmal die beinahe einfach oder trivial scheinende Frage – wozu überhaupt Ziele?

anders = operationalisieren

Ziele beschreiben definitionsgemäß *immer* ein Verhalten, das in der *Zukunft* erwünscht ist und in der Zukunft *gezeigt* werden soll. Das bedeutet nichts anderes, als dass es zwischen dem, was in der Gegenwart geschieht und dem, was in der Zukunft geschieht, einen Unterschied geben *muss* – und zwar einen merk- und beobachtbaren. Kurz gesagt – etwas wird „anders" sein und dieses „anders" gilt es, in beobacht- und beschreibbares Verhalten zu „übersetzen", d.h. zu operationalisieren, damit es *bemerk-* und *beobachtbar* wird und zwar nicht nur für die KlientIn, sondern auch für Personen, mit denen sie zu tun hat oder für die PraktikerIn. Dabei gilt das bereits Gesagte – Ziele und Lösungen sollen miteinander verträglich (kompatibel) sein.

Nutzen = Vorteil

Es bleibt zu fragen, weshalb sich jemand ändern will (egal, ob freiwillig oder mehr oder weniger gezwungen bzw. unter Druck). Am leichtesten – eine sehr triviale Erkenntnis, die allerdings gelegentlich auch von mir vergessen wird – fällt es uns, uns zu ändern, wenn damit ein konkreter Nutzen oder Vorteil für uns verbunden ist und wenn wir diesen Nutzen sehr genau benennen können.

Anregungen, Erfahrungen, Ideen:

Diese beiden Aspekte lassen sich auch anhand von Fragen ansprechen. Der erste Aspekt (*anders*) ist in den Kriterien wohlformulierter Ziele enthalten. Der zweite Aspekt (*Nutzen*) lässt sich ebenso einfach „abfragen":

„Was haben Sie davon, wenn Sie ... (setzen Sie hier das Ziel der KundIn ein, so wie sie es benennt) erreichen?"

„Was genau ist Ihr Nutzen?"
„Welchen Vorteil haben Sie davon?"

Ein Wort der Vorsicht

Idealerweise sollte im Laufe der Sitzung das Ziel (oder die Ziele) der KlientIn so deutlich herausgearbeitet (*er-funden*) worden sein, dass die Beschreibung den genannten Kriterien entspricht. Nun weiß nicht nur ich, dass Ideale sich dadurch auszeichnen, dass sie zwar erstrebenswert, doch letztlich kaum erreichbar sind. Das heißt nun keineswegs, auf die detaillierte Klärung zu verzichten, sondern es heißt, einige Aspekte besonders zu bedenken.

„Reden über" oder „ge-/befragt werden zu" lässt sich auch so beschreiben, dass dies anregt, bisherige Selbstverständlichkeiten noch einmal zu überdenken, was dazu führen *kann*, dass sich diese Selbstverständlichkeiten zu bewegen und damit zu verändern beginnen. Fragen nach den (eigenen) Zielen, weitere Nachfragen und Bitten, diese Ziele zu konkretisieren, zu verkleinern, zu zergliedern, erste Schritte auf dem Weg dorthin zu benennen, den Nutzen zu bedenken, *können* dazu führen, dass sich Ziele verändern. Dies sollte ich als PraktikerIn immer bedenken. *Ziele (er-)finden* begreife ich daher als *kontinuierlichen Prozess*, so dass ich davon ausgehe, dass sich

Ziele kontinuierlich verändern. Anders gesagt – kommt eine KlientIn zu einer zweiten Sitzung, kann ich nicht sicher sein, dass sie (noch) am ursprünglich formulierten Ziel festhält – sie hat sich zwischen den Sitzungen verändert, Erfahrungen gemacht und nachgedacht. So gesehen, ließe sich jede Sitzung als Erstsitzung beschreiben (vgl. HARGENS, 2004).

Ein weiterer Aspekt bezieht sich auf den Bereich, in dem Ziele verwirklicht werden. Wohlformulierte Ziele, die in den Sitzungen erarbeitet oder: (er-)funden werden, beziehen sich *immer* auf Verhalten, das *außerhalb der Beratungs-/Therapiesitzung* verwirklicht werden soll. Zielverhalten zeigt sich daher *nicht* in der Therapiesituation, sondern im Alltag der KlientIn. Gunther SCHMIDT (2005, S. 80) hat dazu die hilfreiche Unterscheidung von „Beratungs-" und „Heimatsystem" eingeführt.

Ich als PraktikerIn arbeite ausschließlich im Beratungssystem, wohingegen die KlientIn etwas in ihrem Heimatsystem ändern möchte. Diese Unterscheidung gilt es im Auge zu behalten und zu beachten.

Anregungen, Erfahrungen, Ideen:

Für das *Heimatsystem* gilt die Frage:

„Was genau machen Sie anders, wenn Sie das Verhalten zeigen, das Sie wünschen?" oder *„Was genau machen Sie anders, wenn Sie Ihr Ziel erreicht haben?"*

Für das *Beratungssystem* gilt die Frage:

„Was können wir in dieser Sitzung tun, von dem Sie denken, es kann hilfreich sein, dass Sie dort (im Heimatsystem) *Ihrem Ziel* (einen kleinen Schritt) *näher kommen?"* (Hargens, 2004, S. 61)

Die Konsequenz besteht u.a. darin, dass nicht ich als PraktikerIn, sondern nur und ausschließlich die KlientIn einschätzen kann, ob die fachliche Unterstützung hilfreich ist, sich dem (er-fundenen) Ziel anzunähern. Grawe (1995) bestätigt dies direkt und indirekt, wenn er z.B. angibt, dass „etwa 50 % der Varianz im Therapieerfolg ... durch die Einschätzungen der Patienten im Patientenstundenbogen aufgeklärt werden" können.

Und ein weiteres. Ich denke, es kann sehr hilfreich und für die Arbeit förderlich sein, sich daran zu erinnern, dass Probleme – Beratungsanlässe oder -notwendigkeiten – von Menschen definiert und bestimmt werden, so dass ich als PraktikerIn darauf achten soll, ob die Person, die vor mir sitzt, auch diejenige Person ist, die etwas ändern möchte.

Anregungen, Erfahrungen, Ideen:

Oft kann die Frage helfen „Wer möchte etwas ändern?", entweder leise an mich oder laut an den/die Anwesenden gestellt.

Und nach der Antwort, die sehr unterschiedlich ausfallen kann, sollte ich als PraktikerIn daran denken, dass jede Antwort *immer* getragen wird von *guten Gründen*.

In einer Art Zusammenschau könnte ich sagen, es kommt darauf an, dass die KlientIn für sich ein Bild, eine Vision entwirft, das ihr zeigt, was sie tut, wenn sie sich ihrem Ziel und ihrer Lösung nähert bzw. wenn sie dort angekommen ist. Je konkreter dieses Bild entworfen wird, desto klarer ist es vorstellbar – und desto eindeutiger kann der Nutzen und der Unterschied erkannt werden. Als Metapher könnte sich die Idee oder das Bild des Filmes anbieten: die KlientIn beschreibt gleichsam ihr Drehbuch für ihr Zielverhalten, während Sie so etwas wie LektorIn oder HinterfragerIn sind. Und wenn das Drehbuch fertig ist, sollte die KlientIn sich darauf freuen, in diesem Film die Hauptrolle zu spielen.

Sprache
Sprechen – fragen – zuhören

Über Ziele und Lösungen wird in Beratung/Therapie miteinander *geredet*. Es handelt sich um ein „sprachliches Unternehmen", was DE SHAZER sehr pointiert zusammengefasst hat: „Therapie findet in Sprache statt und Sprechen ist es, was Therapeuten und Klienten in der Therapie üblicherweise tun" (1996, S. 19).

Nehme ich diese Aussage ernst, dann geht es darum, nicht nur sehr genau auf das zu achten, was *gesprochen* wird (von KlientIn und PraktikerIn), sondern eben auch *sehr genau zuzuhören* und sich über die eigenen Interpretationsmuster, Vorannahmen und Implikationen bewusster zu werden.

Darüber hinaus, denke ich, gilt es, sich zweier Erkenntnisse bewusst zu bleiben. Da wäre *zum einen* die kommunikationstheoretische Regel, dass die Bedeutung der Botschaft immer die

Sprache: Sprechen – fragen – zuhören

EmpfängerIn bestimmt, nie die SenderIn. Als SenderIn habe ich durchaus eine Absicht, doch ob und wie diese ankommt, entscheidet immer die EmpfängerIn.

Für den Beratungs- und Therapiekontext hat dies eine für mich eindeutige Konsequenz, die mit der konstruktivistischen Grundannahme, dass jede Konstruktion *gleich gültig* sei, übereinstimmt: es gibt kein Missverständnis, wenn Menschen miteinander reden. Menschen verstehen sich so, wie sie sich verstehen. Und anders kann es auch nicht sein.

Anregungen, Erfahrungen, Ideen:

Wenn die KlientIn etwas ganz anders zu verstehen scheint, als Sie es gemeint haben, sollten Sie *nicht* versuchen, die KlientIn von Ihrer Absicht zu überzeugen, sondern nachfragen, was genau die KlientIn verstanden hat und sich den Unterschied zu dem, was Sie beabsichtigten, erläutern lassen.

„Interessant, dass Sie daraus ableiten, dass Sie etwas ändern müssen. Ich hatte die Idee, die ganze Sache einfach einmal aus einer anderen Perspektive anzuschauen. Ich bin neugierig zu erfahren, was Sie dazu bringt, sogleich zu denken, nun müssten Sie etwas ändern?"

Da wäre *zum anderen* das Wissen, dass Sprache nicht einfach „nur" der Informationsübermittlung dient, sondern immer auch etwas über die Beziehung der Personen aussagt, die

Sprache: Sprechen – fragen – zuhören

miteinander reden (vgl. die „Kommunikations-Axiome" bei Watzlawick et al., 1969/1990, S. 50 ff.). Ich habe mir dies für den Beratungs-/Therapiekontext so übersetzt, dass das Sprechen der KlientIn mindestens drei Aspekte umfasst: (1) Informationen zu übermitteln, (2) verstanden zu werden und (3) Anerkennung und Würdigung zu erfahren.

Gerade zu Beginn der Beratung/Therapie kann es mir passieren, dass ich mich dazu verführen lasse, den Informationsaspekt zu sehr zu beachten und den Empathie- und Würdigungsaspekt zu wenig betone. Als Sozialwesen ist es Menschen – mir auch – wichtig, im sozialen Kontext Anerkennung, Respekt und Verständnis zu erhalten. Das gilt im professionellen Kontext für mich ebenso uneingeschränkt für beide „Seiten", die KlientIn wie für mich als PraktikerIn. Das macht es so bedeutsam, die eigenen Äußerungen wertschätzend zu rahmen.

> **Anregungen, Erfahrungen, Ideen:**
>
> Zeigen Sie der KlientIn – verbal wie nonverbal –, dass Sie das, was sie sagt, würdigen und respektieren, z. B. durch Nicken, Nachfragen, Wiederholen und Würdigen der Situation.
>
> Würdigen, was die KlientIn sagt, stellt somit für mich einen, wenn nicht den bedeutsamsten Aspekt dieser Art zu arbeiten dar. Und da könnte es – nicht nur zu Übungszwecken – hilfreich sein, darauf zu achten, *jede* Frage, *jeden* Kommentar mit einer ausdrückli-

chen Würdigung *unter Verwendung der Worte, die die KlientIn gerade gesagt hat*, einzuleiten.

Und zur Sprache, zum Sprechen, gehört immer auch ein Gegenüber, wobei das Gegenüber durchaus auch ein „inneres Gegenüber" sein kann. Wer kennt nicht die „Stimme des Herzens"? Oder die des Bauches? Oder die „Ansprache" des „schlechten Gewissens"?

In Beratung/Therapie sitzen sich mindestens zwei Menschen gegenüber, sie begegnen einander. Und der/die eine (PraktikerIn) nimmt meist für sich ganz selbstverständlich in Anspruch, Fragen stellen zu dürfen und erwartet meist ebenso selbstverständlich, dass der/die andere (KlientIn) auf solche Fragen antwortet. Meist implizieren wir, dass unsere Fragen „irgendwie legitim" sind und dass die KlientIn sie beantwortet. Und das, obwohl viele unserer Fragen nicht einfach (?) Fragen nach Information, Wissen und Kenntnis sind, sondern durchaus schwer zu beantwortende Fragen nach Wünschen, Gefühlen, Bewertungen. Wenn ich mir gegenüber ganz ehrlich bin, dann habe auch ich eine Scheu, jedem/jeder in einer ersten Begegnung „alles" zu erzählen. Und den KlientInnen, die mich konsultieren, geht es vermutlich nicht anders. Deshalb, denke ich, könnte es überaus bedeutsam sein, solche *„Spielregeln"* am Anfang zu klären, transparent zu machen und darüber Einver-

Sprache: Sprechen – fragen – zuhören

ständnis zu erzielen. Anders gesagt – unausgesprochene Erwartungen und/oder Verhaltensregeln offen zu legen.

Anregungen, Erfahrungen, Ideen:

Haben Sie zu Beginn des Treffens mit der KlientIn darüber gesprochen und ihr Einverständnis eingeholt, dass Sie Fragen stellen dürfen? Und haben Sie geklärt, ob die KlientIn antworten muss oder ob sie auch schweigen darf?

Wenn die KlientIn zustimmt, kann es sehr passend sein, sich ausdrücklich zu bedanken. Das Wort „Danke!" sollte oft in Ihren Beiträgen auftauchen.

Wenn eine KlientIn meine Praxis betritt, dann, um es sportlich zu formulieren, habe ich ein Heim- und sie ein Auswärtsspiel. Damit verfüge ich über einen Vorteil. Das gilt selbstverständlich auch für die Art und Weise, wie in Beratung/Therapie gesprochen wird. Es geht um Persönliches, um Leiden, um Änderungen – und all dies eingebettet in das Fach „Psychotherapie" mit dem ihm eigenen Fachvokabular. Da gilt es, die eigene Sprache ein wenig anzupassen, ohne sich durch die Art der Sprache anzubiedern.

Anregungen, Erfahrungen, Ideen:

Fachausdrücke und Fachjargon sollten vermieden werden, denn sie könnten zu sehr die Unterschiedlichkeit betonen. Ich formuliere diesen Anspruch für mich ein wenig flapsig mit dem Satz „wenn ich rede, dann sollte es auch meine Oma oder mein Opa leicht verstehen."

Eine gute Übung könnte es sein, die eigenen Fragen und Kommentare zu transkribieren (nur die eigenen Wortbeiträge unter Beachtung der Anonymität), einem Nachbarn oder einer Nachbarin vorlegen und ihn/sie bitten zu sagen, was und wie er/sie meine Sätze versteht (interpretiert).

Alle diese Aspekte betreffen zunächst eher formale Aspekte des Sprechens. Ein weiterer wichtiger Aspekt betrifft die ersten Momente der Begegnung – was und wie dort miteinander gesprochen wird, eingedenk des geflügelten Wortes „für den ersten Eindruck gibt es keine zweite Chance".

Ben Furman und Tapani Ahola haben Beratung/Therapie – wie ich finde: wunderbar – mit der Beschreibung gerahmt *„hosting therapeutic conversations"* (1992), also etwa *„GastgeberIn therapeutischer Gespräche"*[2]. Das zielt auf einen Aspekt, der mir zunehmend wichtiger geworden ist – das, was üblicherweise mit dem Begriff Beratung/Therapie belegt ist, ein Stück zu entmystifizieren, zu normalisieren, ohne dies allerdings zu bagatellisieren. Und die Rolle einer GastgeberIn scheint mir da sehr passend, nützlich und hilfreich.

---

[2] Leider ist dieser Aspekt beim deutschen Titel *vollständig* weggefallen.

Sprache: Sprechen – fragen – zuhören

Anregungen, Erfahrungen, Ideen:
Wenn KlientInnen mit uns sprechen, dann erzählen Sie uns „ihre" Geschichte – sie laden uns gewissermaßen ein, bei ihnen *und* in ihren Geschichten zu Gast zu sein (vgl. HARGENS, 1992, S. 14). Und entsprechend sollten wir uns verhalten. Wir „besuchen" sie gleichsam in ihren Geschichten – und wir sind nicht die ExpertInnen, denen es um „richtige" Erzählungen, um „Wahrheiten" geht.

Ich denke, ich befinde mich als PraktikerIn in einer Doppelrolle – als GastgeberIn *und* als Gast. Entsprechendes gilt m.E. auch für die KlientIn. Sie lädt mich in ihre Wirklichkeit ein *und* sie kommt als Gast. Das hat für mich zur Folge, dass ich mich bemühe, als erstes einen Rahmen zu rahmen (HARGENS, 2004, S. 28 ff.), der sowohl „normal" als auch „professionell" ist und der mir eine Art „gelassenes Arbeiten" ermöglicht.

Anregungen, Erfahrungen, Ideen:
Wie spreche ich mit KlientInnen über das, was geschieht? Nenne ich es „Therapie", „Beratung", „Kennenlern-Gespräch", „Arbeit"?

Jeder Begriff transportiert Konnotationen und mir scheint, es könnte hilfreich sein, einen Begriff zu wählen *und diese Wahl zu begründen*, der zu mir als PraktikerIn passt. Ich spreche mittlerweile von *Arbeit* und begründe dies insbesondere dann ausdrücklich, wenn KlientInnen davon sprechen, eine *Therapie* machen zu wollen.

> „Sie möchten eine Therapie machen. Ich spreche lieber von Arbeit ... denn das, was Sie wollen, ist, sich ändern. Und sich ändern ist harte, harte Arbeit."

Therapie als „Sprech-Kur" erfordert von mir als PraktikerIn, dass ich durch meine Sprachbeiträge der KlientIn hilfreich bin, ihr Ziel zu konkretisieren, ihre Lösung zu entwickeln und ihr die Unterstützung zu geben, die ihr auf dem Weg nützlich ist. An dieser Stelle kommen die vielen Fragen ins Spiel.

Als PraktikerIn habe ich es mir zur Regel gemacht, jedes Gespräch zu eröffnen. Einfach deshalb, weil ich mit dem ersten Beitrag den Rahmen mit beeinflusse.

Anregungen, Erfahrungen, Ideen:

Die erste Frage, die erste Äußerung kommt *immer* von der PraktikerIn.

Manche KlientInnen beginnen sofort zu reden – und diese unterbreche ich *wertschätzend* – wobei ich mich nonverbaler wie verbaler Verhaltensweisen bediene.

„Ich sehe, Sie brennen darauf, mir zu erzählen, worum es geht. Das leuchtet mir sehr ein. Mir fällt es leichter, zuzuhören – und hilfreich zu sein –, wenn ich eine Ahnung habe, worum es Ihnen geht, was Ihnen wichtig ist, was Sie erreichen möchten. Deshalb – ehe Sie gleich los legen – was genau möchten Sie heute erreichen?"

„Einen kleinen Moment noch ... Danke ... Sie kennen die Geschichte, die Sie mir erzählen. Ich nicht.

Was ist Ihnen wichtig, worauf ich achten soll, um Ihnen hilfreich zu sein?"

Hintergrund dieses Vorgehens ist *meine feste Überzeugung*, dass die KlientIn klare Vorstellungen darüber hat, was sie tut. Sie hat eine Idee, was sie mir warum erzählen möchte. Sie hat eine Vorstellung davon, was ich von ihrer Geschichte wissen muss. Sie hat eine Erwartung, was am Ende dabei für sie herauskommen soll[3]. Und sie ist – so meine Meinung – davon überzeugt, dass sie sich auf eine bestimmte Art zu verhalten hat, um das zu bekommen, was sie möchte. Dies bedeutet nun *nicht*, dass die KlientIn dies auch immer und sofort formulieren (in Sprache ausdrücken) kann, es bleibt Teil der (gemeinsamen) Arbeit.

Anders formuliert – ich gehe von der Überzeugung aus, dass die KlientIn *die* ExpertIn für ihr Leben ist. Ich betrachte sie als *KundIn*, weil ich

---

3 So, wie niemand nicht nicht kommunizieren kann, so kann niemand auch nicht nicht erwarten. Sie können dies selber ausprobieren. Sie gehen – „ohne Erwartung" – zu einer Veranstaltung. Am Ende können Sie sofort und ohne Zögern mit Ihrem Daumen anzeigen, ob und wie Ihnen die Veranstaltung gefallen hat. Dies ist, denke ich, nur möglich, weil Sie einen eigenen inneren Maßstab haben, den Sie zu Beginn nicht in Worte fassen, am Ende aber sehr klar angeben können.

Sprache: Sprechen – fragen – zuhören

sie für *kundig* halte (Hargens, 1993; 2007). Deshalb orientiere ich mich auch an einer Erkenntnis der Sozial- und Kommunikationspsychologie, die ich pointiert so zusammenfasse:

- Die KlientIn verfügt über ihre eigene Wahrheit und gegen diese Ansicht kann ich nicht an arbeiten – ich kann nur *mit* dieser Ansicht arbeiten.
- Die KlientIn lebt in einem sozialen Feld und es ist bedeutsam, in diesem Feld in der eigenen Wirklichkeit *bestätigt* zu werden.

Für mein professionelles Verhalten bedeutet dies zweierlei: im beraterisch-therapeutischen Gespräch

- gilt das, was die KlientIn sagt, auch wenn dies meinen persönlichen Ansichten und meinem professionellen Wissen zuwiderläuft,
- höre ich der Beschreibung der Wirklichkeit der KlientIn zu und bestätige ihr *ihre* Auffassung der Wirklichkeit.

Anregungen, Erfahrungen, Ideen:

Hier gilt für mich die Unterscheidung zwischen *respektieren* und *akzeptieren*. Ich respektiere die Weltsicht der KlientIn, bestätige sie damit in ihrer subjektiven Wahrnehmung, *ohne* deshalb ihrer Weltsicht zuzustimmen und zu akzeptieren.

Für mich stellt das *Respektieren der Subjektivität (oder der Andersartigkeit) der KlientIn* ein wesentliches Moment der unerlässlichen Wertschätzung dar. Ohne solche Wertschätzung, ohne diesen Respekt für ihr So-Sein könnte es der KlientIn schwer(er) fallen, den Kontext Beratung/Therapie als „sicheren Bereich" zu erleben, in dem sie sich „trauen" kann.

Anregungen, Erfahrungen, Ideen:

Wenn eine KlientIn eine Beschreibung liefert, die meiner Auffassung entgegenläuft, hilft mir die konstruktivistische Idee, dass jede Konstruktion von Wirklichkeit gleich gültig (zwei Worte), allerdings durchaus nicht gleich wünschenswert (was die Folgen angeht) scheint.

Über die Konstruktion als solche kann ich in Beratung/Therapie nicht „streiten", ich kann allerdings über die möglichen Folgen – erwünschte wie unerwünschte – reflektieren.

„Sie sagen, Sie können da gar nichts tun, weil das Schicksal es immer wieder so schlecht mit Ihnen meint. Nun ja ... und Sie wissen, dass Sie da gar nichts tun können, denn das Schicksal lässt sich von Ihnen nicht ins Handwerk pfuschen ... wie halten Sie das aus? Denn das stelle ich mir ungeheuer schwer vor – zu leiden und zu wissen, man ist machtlos *und* dennoch weiterzumachen. Wie machen Sie das?"

„Ah ja, Sie sagen, eine Tracht Prügel schadet nicht. Und Ihr Sohn ist dann anschließend auch folgsam und macht, was er soll. Da haben Sie Erfolg. *Nun ja, ich könnte das nicht. Aber ich bin auch nicht Sie.* Was mich interessiert – Sie machen das ja schon eine längere Zeit, wenn ich Sie richtig verstanden habe ...

[Vater bestätigt] Und was mich interessiert – hat sich Ihr Sohn verändert? Oder müssen Sie immer noch genauso viel und genauso oft einschreiten wie am Anfang?"

„Sie sagen, ein paar hinter die Ohren hilft. Nun, *das sehe ich zwar anders, aber ich bin nicht Sie*. Und ich denke, Sie machen das ja nicht einfach so. Sie haben mir gesagt, dass Sie wollen, dass aus Ihrem Sohn etwas wird. Und deshalb denken Sie, dass ein paar hinter die Ohren hilft. Und Sie haben gesagt, dass Sie Ihren Sohn gern haben. Was mich interessiert, ist, wie merkt Ihr Sohn, wenn Sie ihm ein paar hinter die Ohren geben, dass Sie ihn gern haben und wollen, dass etwas aus ihm wird?"

Respektieren drückt für mich das uneingeschränkte Wertschätzen der KlientIn aus, das ich ihr entgegenbringe – und zwar unabhängig von dem, was sie sagt oder tut. Dabei hilft mir die bereits genannte konstruktivistische Idee, dass jeder Mensch für seine/ihre Konstruktion immer auch *gute Gründe* hat – selbst wenn diese manchmal schwer erkennbar sind.

Anregungen, Erfahrungen, Ideen:

Der ausdrückliche Hinweis auf und das explizite Fragen nach den *guten Gründen* hilft mir, würdigend zu bleiben.

„Mir fällt das schwer zu begreifen. Ich bin auch nicht Sie. Selbst, wenn es mir irgendwie verrückt oder verschroben vorkommt, ich bin sicher, auch dafür gibt es gute Gründe, auch wenn die nicht gleich offensichtlich sind. Diese guten Gründe, die interessieren mich sehr. Welche guten Gründe haben Sie, es genau so zu machen, wie Sie es machen, auch wenn Leute wie ich das nicht begreifen?

Um alle diese Aspekte zu berücksichtigen, erscheint es mir wichtig, mein Verhalten zu steuern, zu kontrollieren und auch ein Stück zu planen – was ich als *„professionelles Handeln"* bezeichne. Ich sollte wissen, was ich aus welchem Grund tue – und zwar, ohne mir sicher zu sein, dass das, was ich tue, der KlientIn nutzt (vgl. LUDEWIG, 2002, S. 38). Denn dies kann nur die KlientIn einschätzen.

Was im beraterisch-therapeutischen Gespräch in der Konversation geschieht, habe ich auf ein einfaches Flussdiagramm reduziert:

(wertschätzend) fragen → *zuhören* → *Information verarbeiten* → *(wertschätzend) fragen* → *zuhören* →

Ein wesentlicher Punkt besteht für mich darin, mich an die eigene Frage zu erinnern, der Antwort genau zuzuhören, sie mit eigenen Vorstellungen abzugleichen („Information verarbeiten"), um daraus die nächste Frage zu entwickeln. Anders gesagt, Fragen ergeben sich aus dem Zuhören oder, noch pointierter, *„Fragen – eine Kunst des Zuhörens"*[4].

---

4 So auch der Titel eines Workshops, den ich seit ein paar Jahren im wilob (CH-Lenzburg) anbiete.

Zu meiner Orientierung hilft mir ein Schema, das ich das *„gute Gewissen"* nenne und das ich übungshalber praktizieren kann. Die Übung sieht folgendermaßen aus:

Ich stelle eine Frage und erhalte eine Antwort. Dann stellt mir mein „gutes Gewissen" eine Reihe von Fragen. Da es sich um mein *gutes* Gewissen handelt, diskutiert es nicht mit mir, sondern hilft mir, mit Fragen voranzukommen.

Die Fragen des guten Gewissens, die ich laut beantworte, heißen (in der Reihenfolge):

1. *Ist Deine Frage beantwortet?*
    „Ja" – weiter bei 2.
    „Nein" – weiter mit 1a

    1a. *Möchtest Du Deine Frage wiederholen?*
        „Ja" – weiter mit Nr. 6
        „Nein" – weiter mit Nr. 2

2. *Was hast Du gehört?*
3. *Was möchtest Du als nächstes wissen?*
4. *Wozu möchtest Du das wissen?*
5. *Wie genau lautet Deine nächste Frage?*
6. *Ist ausreichend Wertschätzung/Würdigung in Deiner Frage?*

    „Ja" – „Dann stell die Frage". Und nach der Antwort geht es bei Nr. 1 weiter.

„Nein" – weiter mit Nr. 6 (bis ausreichend Wertschätzung/Würdigung)

Dieses Schema eignet sich gut zu Übungszwecken – ich kann es aber auch im Gespräch selbst nutzen, indem ich ein lautes Selbstgespräch mit meinem guten Gewissen führe und die KlientIn vorher davon in Kenntnis setze, die dann meinem Dialog zuhören kann.

Anregungen, Erfahrungen, Ideen:

Ich erkläre mein Vorgehen etwa folgendermaßen:

„Ich frage viel, und Sie antworten, so wie es Ihnen recht ist. Ich durchdenke dann, was ich gehört habe, überlege, was in meinen Augen als nächstes wichtig sein könnte und stelle dann eine weitere Frage. Dabei denke ich, dass es für Sie durchaus manchmal nützlich sein kann, meine Gedanken kennen zu lernen. Deshalb möchte ich gerne – Ihr Einverständnis vorausgesetzt – nach jeder Ihrer Antworten eine kleine Überlegungspause einschalten. Ich habe hier einen Zettel mit ein paar Fragen, die ich mir laut stelle und auch laut beantworte. Sie hören zu … oder Sie denken an andere Dinge. Ich entwickle so den nächsten Schritt, die nächste Frage. Das klingt vielleicht komplizierter, als es tatsächlich ist. Vielleicht erscheint es Ihnen auch ein wenig ungewöhnlich. Mir hat es sehr geholfen. Und ich würde es gerne so machen, wenn Sie einverstanden sind … [warten auf Zustimmung der KlientIn] … Vielen Dank."

Wenn die KlientIn nicht zustimmt, verwerfe ich das Vorgehen sofort, denn die Konstruktion und Wirklichkeitsbeschreibung der KlientIn steht im Zentrum.

Das Interessante an diesem Vorgehen ist zum einen, dass es die Transparenz des Verhaltens der PraktikerIn erhöht und zum anderen, dass es die KlientIn anregt, selber zu entscheiden, inwieweit sie den „lauten Dialog" zum eigenen Reflektieren nutzt – zumindest melden in Übungen die KlientInnen zurück, dass gerade dieser Dialog mit dem guten Gewissen für sie sehr anregend und weiterführend war.

Neben den vielen Fragen – leider gibt es doch nicht *die richtige Frage*[5] – kommentiere ich als PraktikerIn auch das, was ich höre. Und da hat es sich bewährt, Meinungen, Kommentare, Ideen in der Möglichkeitsform zu rahmen, d.h. den *Konjunktiv zu verwenden*, einfach deswegen, weil der Konjunktiv eben *nur eine Möglichkeit* anbietet und keine Wahrheit beansprucht, so dass es der KlientIn leichter fallen dürfte, diesen Gedanken abzulehnen, zu verwerfen. Das ist das angewandte ANDERSENsche Prinzip „‚Nein' ist grundlegend" (1990, S. 46).

Dies entspricht wiederum der konstruktivistischen Annahme, dass es nicht darum geht, *die* Wahrheit zu erarbeiten, sondern unterschiedliche Konstruktionsmöglichkeiten aufscheinen zu lassen. Die Entscheidung über die Auswahl liegt dann bei der KlientIn.

---

5 Welches wäre denn überhaupt ein mögliches Kriterium für „richtig"?

Sprache: Sprechen – fragen – zuhören

Anregungen, Erfahrungen, Ideen:

Sie können das *konjunktivistische Sprechen* üben, indem Sie sich an Ihre letzte Sitzung mit einer KlientIn erinnern und sich dann selber eine Art Zusammenfassung geben, wobei Sie (1) laut im Konjunktiv sprechen und (2) diese Zusammenfassung aufnehmen.

Wenn Sie Ihre Zusammenfassung abhören, notieren Sie, an welchen Stellen Sie den Konjunktiv verwendet haben und notieren Sie die Stellen, wo sie den Indikativ verwendet haben.

Für den Konjunktiv dürfen Sie sich uneingeschränkt loben.

Für den Indikativ finden Sie dann konjunktivistische Umformulierungen.

In der lösungsorientierten Arbeit hat sich die Unterscheidung von *Problem-Sprache* und *Lösungs-Sprache* als hilfreich erwiesen. Vereinfacht gesagt – Problem-Sprache findet dann statt, wenn über Probleme geredet wird, Lösungs-Sprache, wenn über Ziele und/oder Lösungen gesprochen wird.

Diese Unterscheidung ist durchaus keine „richtig-falsch"-Unterscheidung – sie dient lediglich dazu, dass ich als PraktikerIn mir bewusst bleibe, in welchem Bereich ich mich gerade aufhalte. Das Sprechen über Probleme hat in dieser Arbeit genau so seinen Platz wie das Reden über Ziele und Lösungen. Wichtiger als das Thema, denke ich, könnte die Haltung sein, mit der ich in den jeweiligen Bereich eintauche. Wird über Probleme gesprochen, erkenne ich dann auch darin die Kompetenzen der KlientIn? Ihre Stärken, in und mit dem Problem „über die Runden zu kommen"? Hoffnung auf Änderung zu behalten? Anders gesagt, nicht der inhaltliche Fokus, sondern die grundlegende Haltung erscheint bedeutsamer.

Über das Zuhören habe ich eine kurze Bemerkung gemacht – zuhören hilft, in die Worte „einzutauchen". Tom ANDERSEN[6] hat einmal angemerkt, dass die – angemessen ungewöhnliche – Frage „was würden Sie sehen, wenn Sie in dieses Wort [*das die KlientIn benutzt hat*] hineinsehen würden?" die eigene wie die Wahrnehmung und Reflexion der KlientIn für Konstruktionen, die durch bestimmte Worte entstehen, erhöhen kann.

In meiner Praxis hat sich gezeigt, dass es einige Worte gibt, die eher vermieden werden sollten. Ich sammle solche Worte und habe bisher die „Vierer-Liste": „aber", „eigentlich", „müssen" und „sein" aufgestellt.

*Das Wort **„aber"** konstruiert meist einen Gegensatz. Günstiger könnte das eher Verbindungen schaffende **„und"** sein.*

---

6 Leider habe ich mir die Quelle nicht notiert.

Sprache: Sprechen – fragen – zuhören

Das Wort **„eigentlich"** negiert oder schwächt die daran anschließende Aussage ab. Günstiger könnte **„wirklich"** sein – vorausgesetzt, Sie meinen das, was Sie sagen auch „wirklich".

Das Wort **„müssen"** engt Optionen ein, indem es eine einzige Möglichkeit als „richtig" oder „unerlässlich" bestimmt. Günstiger könnte „können" sein, denn man „könnte" es tun oder man **„könnte"** etwas anderes tun.

Das Wort **„sein"** schreibt Bewertungen als eine Art Ding oder Eigenschaft fest. Günstiger könnten Formulierungen mit **„zeigen"** oder **„so tun, als ob"** sein, denn sie bieten eine Möglichkeit an und öffnen so den Raum für weitere Möglichkeiten (z. B. sich kompetent zu zeigen).

Anregungen, Erfahrungen, Ideen:

„Da haben Sie viel geschafft. Aber der nächste Schritt ist unerlässlich."
„Da haben Sie viel geschafft. *Und* der nächste Schritt ist unerlässlich."

„Eigentlich haben Sie schon viel geschafft."
„Sie haben *wirklich* schon viel geschafft."

„Dann müssen Sie es so sagen."
„Dann *können* Sie es so sagen. Oder Sie *können* noch ein wenig schweigen. Oder Sie *können* eine ganz andere Idee entwickeln."

„Sie sind faul."
„Sie *zeigen ein Verhalten*, dass ich denken könnte, Sie *seien* faul. Das können Sie sehr gut. Was können Sie noch so gut?"

> „Sie *tun so, als ob* Sie faul seien. Ich weiß nicht, ob das der Eindruck ist, den ich von Ihnen bekommen soll?"

Sie kennen sicher noch mehr solcher Worte – und weitere Möglichkeiten, andere Sprechformen zu finden.

Insbesondere bei der Beschreibung von Zielen zeigt es sich, dass KlientInnen ein wenig unscharf formulieren und ich als PraktikerIn manchmal [! s. u.] ein wenig nachlässig zuhöre. So antwortet eine KlientIn auf die Frage nach dem Ziel, nach dem, was sie in der Sitzung erreichen möchte, mit einem Satz, der mit dem Wort *„vielleicht"* beginnt.

„Vielleicht" bleibt vage und unklar, denn eine Zielbeschreibung „vielleicht" ließe sich auch als eine Beschreibung „vielleicht nicht" begreifen. Hier gilt der klassische lösungsorientierte Satz „nicht zu schnell verstehen", und es gilt – wie ich ergänzen möchte – mögliche Implikationen abzuklopfen.

Sie kennen sicher viele ähnliche Worte, unbestimmte Zeit- und/oder Handlungsbegriffe wie „manchmal", „das könnte es sein", „ich glaube schon". Ich denke, hier wäre es hilfreich, die Implikationen klar herauszuarbeiten, indem ich konkret nachfrage

Anregungen, Erfahrungen, Ideen:

„Ja, das leuchtet mir ein. Das möchten Sie … *vielleicht*. Vielleicht auch nicht. Da bin ich nun neugierig: vielleicht? Oder vielleicht nicht?"

„Sie glauben, Sie wollen das … Mich interessiert, ob Sie glauben, dass Sie das wollen oder ob Sie das wirklich wollen?"

„Ja, stimmt, das könnte es sein … Könnte es das sein oder ist es das?"

Und eine letzte Anmerkung zum eigenen Sprechverhalten. Ich sollte nur solche Fragen stellen, an deren Antwort ich auch interessiert bin. Denn meine Erfahrung ist die, dass ich bei solchen Fragen auch bereit und offen bin, *jede* Antwort zuzulassen, zu würdigen und weiter zu fragen. Das ist für mich mit einem anderen wesentlichen Aspekt verknüpft – keine Tricks, sondern ehrlich ich selbst bleiben. Doch das zählt schon zum Stichwort *Transparenz*.

Wertschätzen, würdigen, komplimentieren

In meiner langjährigen Praxis habe ich feststellen können, dass der hier genannte Punkt einer der ganz, ganz wichtigen in der Arbeit ist – denn {wertschätzen, würdigen, komplimentieren} zielt in meinen Augen darauf ab, die KlientIn als Person mit all ihren Fähigkeiten anzuerkennen.

Anregungen, Erfahrungen, Ideen:

Die Übung ist den meisten KollegInnen zweifellos bekannt: berichten Sie einer KollegIn von einem Ereignis in der letzten Woche, das nicht gut gelaufen ist und lassen Sie sich dann nach Einzelheiten dieses „Missgeschicks" befragen.

Sie werden vermutlich sehr viel über Ihr Unvermögen und Ihr Scheitern erfahren und weniger über das, was Sie können und was Ihnen (zukünftig) nützlich sein kann. Vermutlich wird auch Ihr Befinden sich eher im unangenehmen Bereich bewegen.

Sie können die Übung dann wiederholen, indem Sie von einem Ereignis in der letzten Woche berichten, das gut (oder sehr gut) gelaufen ist und sich dann nach den Einzelheiten dieses „Erfolges" befragen lassen.

Sie werden – hoffentlich – viel über Ihre Fähigkeiten und Stärken erfahren und sich vermutlich auch darüber freuen.

{Wertschätzen, würdigen, komplimentieren} sind Begriffe mit durchaus unterschiedlichen Konnotationen und mit unterschiedlichen Bewertungen im sozialen Miteinander. Ich bin es – da geht es Ihnen vermutlich auch nicht anders als mir – gewohnt, auf meine Fehler aufmerksam gemacht zu werden und ein Stillschweigen als eine Art Lob aufzufassen. Ich denke, {wertschätzen, würdigen, komplimentieren} sind demgegenüber gute Möglichkeiten einen Rahmen zu spannen, in dem Zutrauen, Zuversicht, Hoffnung und die Bereitschaft, sich auf etwas Neues/Anderes einzulassen, erkennbar sind. Wobei es sich bei der Arbeit um ein interaktionales Geschehen handelt – so dass Zutrauen, Zuversicht, Hoffnung und die Bereitschaft, sich einzulassen, auch auf meiner Seite, der Seite der PraktikerIn, da sein sollte.

Anregungen, Erfahrungen, Ideen:

Hoffnung, Erwartung, Placebo wird als ein Faktor beschrieben, der sich mit geschätzten 15 % auf das Ergebnis der Arbeit auswirken soll (Asay & Lambert, 2001, S. 49 ff.). So gesehen, kann es sehr hilfreich sein, wenn Sie sich selber die Frage beantworten, wie groß Ihre eigene Zuversicht ist, dass die Ihnen gegenübersitzende KlientIn ihr Ziel und/oder ihre Lösung erreichen wird.

Es könnte hilfreich sein, die Antwort zu skalieren, wobei „1" bedeutet, Sie hätten überhaupt keine Hoffnung und „10", dass Ihre Hoffnung schon so etwas wie Sicherheit sei. Eine Anschlussfrage wäre, ob in Ihren Augen Ihr „Hoffnungswert" ausreicht. Wenn Sie diese Frage mit „ja" beantworten, könnten Sie sich fragen, wie die KlientIn es geschafft hat, bei Ihnen so viel Hoffnung auszulösen. Und wenn Sie diese Frage mit „nein" beantworten, könnten Sie sich fragen, wie die KlientIn es geschafft hat, bei Ihnen (der mit dieser Arbeit seinen Lebensunterhalt verdient, was letztlich dann am besten gelingt, wenn Sie erfolgreich sind) die Hoffnung so klein zu halten.

Beides – Hoffnung hervorrufen oder Hoffnung klein halten – können Sie *auch* als Fähigkeit der KlientIn betrachten, Sie zu beeinflussen und so etwas ist immer eine *positive* Erwähnung wert.

An dieser Stelle kann ich zwei Dinge nur nochmals wiederholen, die aus meyner Sicht bedeutsam sind:

1. *Keine Tricks.* Jede meiner wertschätzenden Äußerungen sollte auch von mir genau so gemeint sein – wertschätzend. Dies ist die Absicht/Intention der Botschaft.
2. Meine Wertschätzung für die KlientIn muss nicht von der KlientIn geteilt werden, d. h. die KlientIn kann durchaus anderer Ansicht sein. Dies ist die Bedeutung, die die KlientIn meiner Botschaft gibt.

Anregungen, Erfahrungen, Ideen:
Konstruktivistisch gesehen, geht es darum, dass durchaus unterschiedliche Konstruktionen hinsichtlich eines bestimmten Ereignisses denkbar und gleich gültig sind. Darüber lohnt es nicht zu streiten, denn Konstruktionen beschreiben unterschiedliche Wirklichkeitsauffassungen – und keine Wahrheiten.

Praktisch können Sie der KlientIn durchaus zustimmen, wenn diese Ihre Wertschätzung als „unberechtigt", „falsch", „unangemessen" etc. zurückweist, indem Sie z.B. sagen: „Ja, das stimmt. Aus Ihrer Sicht ist das daneben und verdient keinerlei positive Beachtung [*dies ist eine weitere Form der Wertschätzung!*]. Aus *Ihrer* Sicht. Aus meiner Sicht kann ich nur sagen [und dann wiederholen Sie die Wertschätzung und fahren im Interview fort, ohne weiter zu diskutieren].

{Wertschätzen, würdigen, komplimentieren} umfasst ein breites Spektrum von Möglichkeiten und geht über die oft verwendeten Formulierungen wie „toll" oder „ich bin beeindruckt" hinaus. Ich denke, {wertschätzen, würdigen, komplimentieren} ist breiter als das übliche „Loben einer bestimmten Leistung".

Es geht nämlich *nicht* darum, Probleme, Leiden oder Feststecken auf irgendeine Art und Weise schön zu reden, sondern es geht darum, dass die darin *auch* aufscheinenden Kompetenzen wieder sichtbar gemacht werden – und dabei immer auch zugleich das Leiden anzuerkennen, zu würdigen. Es handelt sich, um ein Bild

Wertschätzen, würdigen, komplimentieren

zu verwenden, um die *beiden* Seiten der Medaille, die *allerdings verbunden sind* durch die dritte, die Schmalseite.

Eine KlientIn, die mit einem bestimmten Problem zu Ihnen kommt, leidet und möchte dieses Problem „weg" haben – ich gehe hier auf den Aspekt {*Ziele und zielen*} nicht ein. Neben dem Leiden könnte ich auch den Willen oder die Stärke erkennen, daran zu arbeiten und zuversichtlich genug zu sein, dies auch zu schaffen. Ich kann mich hier nur wiederholen: wichtig ist mir dabei, das Leiden nicht schön oder weg zu reden, sondern um die von mir erkennbare Kompetenz *zu erweitern*, diese also *hinzuzufügen* im Sinne eines „würdigenden Angebots".

Anregungen, Erfahrungen, Ideen:

Im Gespräch lässt sich dieses durch die Form des „sowohl – als auch" ausdrücken: sowohl Leiden als auch Kompetenz.

„Das stelle ich mir sehr schwer vor, das auszuhalten. Das tut manchmal richtig körperlich weh [*wertschätzen des Leidens*]… und Sie halten das aus! Unglaublich! [*würdigen der Kompetenz*]"

Hier helfen die *Coping-(Bewältigungs-)Fragen* sehr, denn diese Fragen implizieren, dass die KlientIn etwas Positives geleistet hat. Sie hat ihr Leben bisher gemeistert, wenn auch nicht unbedingt so, wie sie es sich gewünscht hätte. Sie hat es geschafft, sich Ihre Unterstützung zu holen. Sie kann Ihnen beschreiben und benennen, worunter sie leidet. Sie hat Hoffnung, dass sich etwas ändert, denn sonst wäre sie nicht gekommen.

Jeder dieser Aspekte lässt sich würdigend konkreter untersuchen und öffnet so das breite Feld der bisher z.T. unerkannten Kompetenzen der KlientIn.

> **Anregungen, Erfahrungen, Ideen:**
> Mögliche Fragen wären:
> „Wie haben Sie es geschafft, die vielen Alltagsdinge hinzukriegen?"
> „Wie haben Sie es geschafft, Ihre Hoffnung zu behalten?"
> „Wie sind Sie auf die Idee gekommen, sich (meine) Unterstützung zu holen?"
> „Wo/Wie haben Sie gelernt, sich so gut selber zu beobachten/zu beschreiben?"

Ein weiterer Bereich, in dem Kompetenzen erkennbar werden, wird im lösungsorientierten Arbeiten mit dem Begriff *Ausnahmen* belegt. Die Idee, die dahinter steht, ist „einfach" die, dass kein Problem 24 Stunden am Tag, 365 Tage im Jahr besteht oder in gleicher Intensität besteht. Jede dieser kleinen Abweichungen stellt eine Ausnahme dar – ein mehr oder weniger des Problems. Und ein mehr oder weniger bedeutet, dass sich das Problem in irgendeiner Form *bewegt* und ändert.

Und noch etwas ist beim {wertschätzen, würdigen, komplimentieren} bedeutsam – die Form, in der Sie sich verhalten, sollte zu Ihnen passen. Das ist, denke ich, nichts anderes als die zweite Seite der Medaille von „Keine Tricks!"

Da Medaillen allerdings drei Seiten haben – die Schmalseite wird oft vergessen oder übersehen – geht es in meinen Augen darum, sehr genau zuzuhören und wahrzunehmen, um solche Kompetenzen zu erkennen.

Jeder Mensch hat für das, was er/sie tut, *gute Gründe*, und diese lassen sich immer und in jedem Falle würdigen. Wobei – auch dies sollte ich dabei nicht vergessen – gute Gründe eben auch nur eine Konstruktion und keine Wahrheit sind. Auch hier gilt wieder, wenn die KlientIn die von mir genannten guten Gründe für ihr Verhalten in Abrede stellt, dass die KlientIn aus ihrer Sicht recht hat – so wie ich aus meiner Sicht recht habe. Und ich relativiere meine Sicht dann als eine von mehreren möglichen, die die KlientIn keinesfalls zu übernehmen braucht.

Anregungen, Erfahrungen, Ideen:

Ein kurzer Austausch könnte etwa so aussehen:

InterviewerIn: „Ich finde es beeindruckend, wie Sie es trotz all Ihrer Beschwerden schaffen, das Wohl Ihrer Kinder immer wieder in den Vordergrund zu stellen. Unglaublich! Was müssen Sie für eine Kraft haben!"

KlientIn: „Ach, das ist doch selbstverständlich. Schließlich können doch meine Kinder nichts dafür, dass es mir so schlecht geht."

InterviewerIn: „Das stimmt. Genau. Und dass Sie das schaffen … immer wieder sich aufzuraffen … übermenschlich …"

KlientIn: „Ach, kommen Sie, das ist doch selbstverständlich …"

InterviewerIn: „Für Sie schon. Das zeichnet Sie ja aus – dass Sie das für selbstverständlich halten. Ich sehe das nicht so wie Sie. Aber das ist ja auch nur meine Ansicht. Was mich interessiert – was genau möchten Sie erreichen, wenn Sie hierher kommen?"

Mit diesem Beispiel hoffe ich, ein wenig deutlich gemacht zu haben, dass ich beim {wertschätzen, würdigen, komplimentieren} zwar davon ausgehe, dass die KlientIn meine Auffassung nicht teilen muss, dass ich *aber* (jetzt konstruiere ich bewusst einen Gegensatz) meine Absicht durchaus nachdrücklich herausarbeite, um dann abzubrechen und in der Arbeit weiter voranzugehen – wie im genannten Beispiel mit der Frage nach dem Ziel.

Wertschätzen, würdigen, komplimentieren

Anders gesagt, an dieser Stelle lege ich Wert darauf, die Absicht/Intention meiner Botschaft zu verdeutlichen – ohne darauf zu bestehen, dass die KlientIn diese annehmen muss. Mir ist es an dieser Stelle wichtig, diese positive Intention hochzuhalten, denn sie macht für mich einen wesentlichen Teil der Arbeit aus.

Anregungen, Erfahrungen, Ideen:

Es geschieht gelegentlich, dass KlientInnen am Ende der Sitzung kommentieren „Sie sehen das alles immer so positiv."

Ich stimme dem zu und erläutere das: „Stimmt. Ich denke, das andere, das nicht so Positive, das sehen Sie selber auch. Und vermutlich viel besser als ich es kann. Ziemlich genau und sehr präzise. [*Das waren schon wieder einige Würdigungen*] Deshalb sage ich das nicht auch noch ... Wenn Sie es wünschen, kann ich das gerne tun ... Mir ist es wichtig, auch die andere Seite, das, was darunter an Stärken und Fähigkeiten liegt, ans Licht zu bringen ... wenn Sie das auch wünschen ...?"

{Wertschätzen, würdigen, komplimentieren} zeigt sich nun durchaus nicht ausschließlich in der „großen sprachlichen Form", sondern ebenso sehr in der kleinen, begleitenden Gestik. Ein Stirnrunzeln, ein Lächeln, ein Nicken, ein kurzes Nachfragen, ein gemurmeltes „unglaublich" – ein ganzes Spektrum des eher nonverbalen Verhaltens.

Anregungen, Erfahrungen, Ideen:
Schauen Sie sich ein Video Ihrer Sitzung an und beobachten Sie Ihre Gesten von {wertschätzen, würdigen, komplimentieren}.

Mir ist wichtig, noch einmal zu wiederholen, dass {wertschätzen, würdigen, komplimentieren} nicht dazu dient, der KlientIn eine andere – nämlich meine – Konstruktion aufzuzwingen, sondern dass {wertschätzen, würdigen, komplimentieren} ein Angebot darstellt, eine Möglichkeit, eine Einladung, eine andere Perspektive einzunehmen. Anders gesagt, {wertschätzen, würdigen, komplimentieren} stellt eine *Möglichkeit* dar, die Wirklichkeitskonstruktion der KlientIn *abzuklopfen* (Efran et al. 1992, S. 241 f.), ohne dass die KlientIn dazu Stellung nehmen muss. Sie kann und darf einfach abwarten, zuhören, so sein, wie sie ist – eine (hoffentlich) wertschätzende und stärkende Erfahrung.

Und ein weiterer Aspekt sollte nicht unerwähnt bleiben – {wertschätzen, würdigen, komplimentieren} sollte auch den Umgang bestimmen, den ich als PraktikerIn mit mir selbst pflege. Ich nenne diesen Aspekt *Selbstsorge*.

Anregungen, Erfahrungen, Ideen:
Es kann hilfreich sein, sich selber gelegentlich zu fragen, was die eigenen Stärken sind und wie ich sie im

Berufsalltag umsetze. Dazu brauche ich eine BeobachterIn – warum also nicht öfters einmal eine KollegIn einladen, um sie anschließend zu bitten, mir zu sagen, was ihr aufgefallen ist, was ich ihrer Meinung nach *gut* gemacht habe.

Auch aus einer anderen Perspektive erscheint mir die Selbstsorge überaus bedeutsam. Als soziales Lebewesen bin ich auf Anerkennung angewiesen. In der Arbeit bin ich meist alleine tätig – woher beziehe ich also meine Anerkennung, wenn nicht von/durch KlientInnen? Auch das schafft bestimmte Beziehungsformen (vgl. HARGENS, 1997, S. 177).

Anregungen, Erfahrungen, Ideen:
Welche KlientInnen begreife ich als „angenehm" und welche als „schwierig"? Und wie wirkt sich das möglicherweise auf mein Handeln und mein {wertschätzen, würdigen, komplimentieren} aus?

Mir ist ein weiterer Aspekt nützlich und hilfreich geworden. KlientInnen erzählen mir von ihrem Leben, von ihrem Leiden, von ihren Erfolgen, von ihren Stärken wie von ihren Wünschen und Sehnsüchten. Das löst bei mir auch ein Nachdenken und Reflektieren aus – über das, wie ich damit selber umgehe. Ich lerne also jedes Mal wieder neue und andere Lebens- und Wirklichkeitskonstruktionen kennen, was mir hilft, meine eigenen Konstruktionen klarer zu bekommen. Und dafür bin ich dankbar, so dass ich jede Sitzung mit einem letzten {wertschätzen, würdigen, komplimentieren} abschließen kann, indem ich schlicht und einfach *„Vielen Dank!"* sage.

Transparenz herstellen, transparent machen

Dieser Aspekt fordert mich am stärksten heraus, was seine terminologische Klarheit betrifft. Das hängt u.a. damit zusammen, dass ich die verschiedenen Aspekte, die darin mitschwingen, im lösungsorientierten Sinne als Verhaltensweisen beschreiben möchte, und das „verlangt" Verben (Tu-Worte) und keine Substantive (Ding-Worte).

Das eigene Verhalten {transparent machen, erläutern, erklären, nachvollziehbar gestalten}, stellt für mich einen ganz wesentlichen Aspekt von {wertschätzen, würdigen, komplimentieren} dar. Ich „entmystifiziere" mein therapeutisches Vorgehen, normalisiere es, indem ich es erläutere und biete der KlientIn somit die Gelegenheit, jederzeit dem weiteren Vorgehen zuzustimmen oder es abzulehnen. Damit erhöhe ich die Wahlmöglichkeiten (Optionen) der KlientIn.

Zugleich drücke ich damit (implizit) aus, dass die aktive Beteiligung der KlientIn nicht nur unverzichtbarer Bestandteil der Arbeit ist, sondern dass ich davon ausgehe, dass die KlientIn willens, bereit und in der Lage ist, diese Arbeit zu leisten – Ausdruck meiner Anerkennung ihrer Kompetenz

Für mich bezeichnet {Transparenz herstellen, transparent machen} ein ganz entscheidendes Moment von {wertschätzen, würdigen, komplimentieren}, da ich mich mit meinen Überlegungen und Gedanken, meinen Entscheidungen und Emotionen einbringe und in diesem Sinne offen bin und öffentlich mache. An anderer Stelle und zu früherer Zeit haben wir diese Art zu arbeiten mit den Begriffen *kooperieren, reflektieren, öffentlich machen* umschrieben (HARGENS & GRAU, 1990).

Anregungen, Erfahrungen, Ideen:

Sprachlich findet dieses Vorgehen einen Ausdruck in Formulierungen, die das Pronomen „ich" verwenden und mit Überlegungen, die in meinem Kopf ablaufen, eine Fortsetzung finden. Wobei die Überlegungen vorsichtig, tastend, eben konjunktivistisch formuliert werden, um Ablehnung („‚Nein' ist grundlegend", ANDERSEN, 1990/1996[4], S. 46) leicht(er) zu machen.

„Ich bin mir nicht sicher, was jetzt hilfreich wäre. Ich überlege, inwieweit noch mehr Information über Ihr Leiden Ihnen nützen würde, Ihrem Ziel [formulieren in Ausdrücken der KlientIn] näher zu kommen. Was meinen Sie?"

> „Ich merke gerade, wie mir der Kopf schwirrt, wenn Sie beschreiben, wie sehr Sie das alles mitnimmt. Ich merke, wie sehr ich da mitfühle, ja, mitleide. Da fällt mir das Sprichwort ein ‚geteiltes Leid ist halbes Leid' ... Trifft das zu oder wäre es günstiger, wenn ich ein Stück distanzierter, weniger mitleidend wäre?"

Ich denke, indem ich meine Überlegungen – Gedanken, Ideen, Gefühle – veröffentliche, gebe ich der KlientIn die Möglichkeit, sich mit meiner anderen Sicht/Perspektive auseinanderzusetzen und biete ihr damit gewissermaßen eine Wahl an – ob sie bei ihrer Konstruktion und den damit verbundenen Konsequenzen bleibt oder ob sie sich, zunächst lediglich in einer Art „Probehandeln", auf eine andere Perspektive einzulassen bereit ist. Auf jeden Fall bietet sich hier an, die Entscheidungskompetenz der KlientIn zu würdigen, egal, für welche Perspektive sie sich entscheidet.

Mir erscheint bedeutsam, mich *immer* daran zu erinnern, dass meine Gedanken „nur" Ausdruck meiner anderen, gleicherweise gültigen Wirklichkeitskonstruktion und in keinem Falle „besser" oder „richtiger" als die der KlientIn sind. Das ist nicht immer ganz einfach, insbesondere wenn die KlientIn Phänomene beschreibt, die in der Fachliteratur eindeutig einem spezifischen und klaren Symptom zugeordnet werden (müssen), von der KlientIn allerdings als Kleinigkeiten und Unbedeutendes bewertet werden. Hier ist meine Fachkompetenz in {wertschätzend Transparenz herstellen, transparent machen} gefordert.

> **Anregungen, Erfahrungen, Ideen:**
> „Was Sie beschreiben und wie Sie das beschreiben … ich bewundere, wie klar und präzise Sie das können und wie sich dabei so gut beobachten [*wertschätzen, würdigen, komplimentieren*] … Wenn ich da an meine Ausbildung denke, an Beschreibungen in der Fachliteratur, dann wäre das, was Sie da beschrieben haben, ganz eindeutig als Trauma zu bezeichnen. Sie sagen, für Sie ist es einfach eine der üblichen Schwierigkeiten, die Sie immer wieder mal treffen. Da würde ich gerne Genaueres erfahren, um meine Sicht zu erweitern. Wie schaffen Sie das, was Fachleute als Trauma ansehen, als eine übliche Schwierigkeit zu sehen und entsprechend damit umzugehen?" [*würdigen von Unterschieden und zugleich betonen der Kompetenz*]

{Transparenz herstellen, transparent machen} fordert mich dazu heraus, mich den vielen Implikationen meiner Wirklichkeits- und Glaubenskonstruktion zu stellen und sie in der Arbeit zur Diskussion zu stellen. Der Volksmund sagt „des Menschen Wille ist sein Himmelreich" und aus der (Sozial-)Psychologie ist bekannt, dass es sich kaum gegen die Überzeugungen einer KlientIn an arbeiten lässt. Die Würdigung dieser Unterschiedlichkeit schafft in meinen Augen die Basis einer Zusammenarbeit.

Anregungen, Erfahrungen, Ideen:

Was die verschiedenen Wirklichkeitskonstruktionen und die damit verbundenen Glaubensannahmen angeht, könnte es hilfreich sein, sich an einen Satz von BRUNER zu erinnern: „Der Mensch ist, das wissen wir, unendlich fähig zu glauben. Es überrascht daher, dass er nicht als *homo credens* beschrieben wurde" (1986, S. 51, Übers. J. H.).

Daher kann es hilfreich sein, solche Unterschiede einfach zu benennen und um Information zu bitten: „Das verstehe ich nicht, wie Sie das meinen. Bitte, können Sie mir helfen und etwas mehr dazu sagen, dass ich das besser nachvollziehen kann? Danke."

Das alles bringt mich zurück auf die Idee und das Konzept des *Kooperierens*, das DE SHAZER bereits 1982 als grundlegende Leitidee formuliert hat und das ich hier noch einmal ausführlich zitieren möchte:

„Jede Familie (ebenso wie jedes Individuum und jedes Paar) versucht auf einzigartige Weise zu kooperieren. Die Arbeit des Therapeuten besteht darin, jene spezielle Art des Kooperierens, die die Familie zeigt, aus seiner eigenen Sicht zu beschreiben und dann damit zu kooperieren, um Veränderung zuwege zu bringen ... Beim Begriff Kooperieren wurde bewußt die Tätigkeitsform des Worts gewählt, um den Therapeuten ständig daran zu erinnern, dass zwischen den beiden Subsystemen ein Prozeß

kontinuierlicher Interaktion stattfindet" (a.a.O., S. 45 f., Herv. i. Orig.).

Für mich ziehe ich daraus zwei Konsequenzen:

1. kooperieren ist unvermeidlich
   Alles, was in der Arbeit geschieht, beruht auf kooperieren, wobei kooperieren noch nichts darüber aussagt, wie dieses kooperieren bewertet wird. So, wie es unmöglich ist, nicht nicht zu kommunizieren, so ist es auch unmöglich, nicht nicht zu kooperieren. Womit sich viele negative Zuschreibungen und Etikettierungen wie „Widerstand" „unmotiviert" etc. erledigt haben – all dies ist nach der hier vertretenen Auffassung „einfach" Ausdruck der jeweils einzigartigen Weise der Beteiligten zu kooperieren.

Anregungen, Erfahrungen, Ideen:
Eine KlientIn, die nicht antwortet, kooperiert auf die ihr eigene Weise und hat dafür gute Gründe – und die gilt es zu würdigen und zu respektieren. In diesem Sinne verweist kooperieren auch darauf, Unterschiede zu respektieren.

„Sie schweigen – und ich weiß nicht, was das bedeuten könnte oder wie ich das verstehen sollte. Ich bin sicher, Sie haben dafür gute Gründe. Ich bin nun allerdings ein wenig durcheinander, denn ich bin mir unsicher, was ich als nächstes tun sollte, um Ihnen nützlich zu sein, Ihrem Ziel näher zu kommen ... da brauche ich Ihre Hilfe … Um Ihrem Ziel näher zu kommen, was sollte da jetzt hier passieren?"

2. kooperieren ist handeln
   Kooperieren vollzieht sich im Tun, in der Interaktion und das bedeutet, dass die Erscheinungsform des kooperierens[7] sich wandeln kann, selbst im Laufe von Minuten. Mir erscheint bedeutsam, dass ich die Bereiche „Beschreibung des Handelns" und „Bewertung des Handelns" auseinander halte.

   Anregungen, Erfahrungen, Ideen:
   Eine bekannte Übung besteht darin, sich zu erinnern, was ich alles mache, wenn ich den Eindruck habe, die Arbeit läuft gut. Dann kann ich, wenn ich das Gefühl habe, die Arbeit läuft nicht so gut, ganz einfach etwas von dem, was gut läuft, ausprobieren – was der lösungsorientierten Regel entspricht: „Wenn etwas funktioniert, mach mehr davon."

---

7 Ich schreibe „kooperieren" hier klein, um darauf hinzuweisen, dass es sich um eine interaktionale Beschreibung handelt und nicht um ein Ding, eine Sache.

Und eingedenk der Idee von den drei Seiten der Medaille, fällt mir auch hier ein Wort der Vorsicht und Mahnung ein – wenn es in der Arbeit läuft und zu positiven Änderungen kommt, dann ist dies *immer* das Verdienst der KlientIn! Ich als PraktikerIn habe ein wenig dazu beigetragen – *beigesteuert* würde es bei LOTH heißen (1998, S. 41 f.) –, während die KlientIn hat die ganze Arbeit geleistet.

> **Anregungen, Erfahrungen, Ideen:**
>
> In ihrem Buch mit dem klaren Titel *Wie KlientInnen Therapie wirksam machen* berichten BOHART und TALLMAN (2002) kenntnisreich und praxisbezogen darüber, dass ohne KlientIn keine Therapie wirksam sein kann und wie die KlientIn alles nutzt, um das zu bekommen, was sie erreichen möchte. Ihrer Ansicht nach können PraktikerInnen für KlientInnen „enorm wertvoll" sein – indem sie Ressourcen, Informationen, Ideen und Strategien bereitstellen und unterstützen, anleiten und coachen (a. a. O., S. 15).
>
> Und bereits 1982 machte SCHACHTER darauf aufmerksam, dass all die Menschen, die sich selbst heilen, eben nicht zu einer TherapeutIn gehen oder, anders gesagt, wir wenig darüber wissen, wie diese „Selbstheilung" funktioniert.

Für mich verweist {Transparenz herstellen, transparent machen} auf die „andere Seite" von {wertschätzen, würdigen, komplimentieren} und diese verknüpft sich mit der dritten Seite der Medaille – {respektieren}, nicht zu verwechseln mit akzeptieren. Insofern komme ich wieder auf einen für mich wesentlichen Kern – lösungsorientiertes Arbeiten ist Ausdruck einer bestimmten Haltung und nicht Anwendung eines bestimmten Methodenkanons.

Gefühle – Gefühle fühlen ... und wozu?

Wenn lösungsorientierte Beratung/Therapie als „sprachliches Unternehmen" begriffen wird (s. S. 51), dann könnte es scheinen, als handle es sich vor allem um ein kognitives oder eher kopflastiges Vorgehen – es wird geredet, geredet, geredet. Wobei der Mensch unbestreitbar „mehr" zu sein scheint als „nur" ein Sprachwesen. Menschen fühlen auch und ihre Gefühle bestimmen ihr Handeln bzw. bestimmen ihr Handeln mit. Nur – wie geht es in lösungsorientierter Beratung/Therapie mit Gefühlen?

Den meisten ist der Satz „de gustibus non disputandum est" – über Geschmack lässt sich nicht streiten – in der einen oder anderen Form sicher bekannt. Ich denke, Geschmack und Gefühl haben einiges gemeinsam – sie sind in meinen Augen sehr *persönliche* Bewertungen oder Konstruktionen. Und über persönliche Bewertungen lässt sich kaum oder schlecht streiten. Wieso nicht? Nun, weil es ganz einfach sehr persönliche Erlebnisse sind, die einer kognitiven *Begründung* schwer zugänglich sind.

Anregungen, Erfahrungen, Ideen:

Stellen Sie sich einen Menschen vor, den Sie (nicht) mögen. Und nun begründen Sie Ihr Gefühl „(nicht) mögen".

Sie werden vermutlich eine ähnliche Erfahrung wie ich machen, nämlich dass es Ihnen schwer fällt, das Gefühl zu begründen, denn Gefühl und Begründung gehören zu unterschiedlichen Bereichen.

Noch eindeutiger ist dies bei einer ersten Begegnung – der erste Eindruck „ist da", ohne dass wir viel wissen und kennen. Dennoch vertrauen wir diesem Eindruck.

Wenn ich der Herkunft des Wortes Gefühl nachspüre, dann übersetze ich es mir zunächst einmal als „Emotion" und das hat zweifellos etwa mit „motion" zu tun, mit Bewegung. Und Bewegung bezieht sich auf den Bereich handeln und Handlung.

Anregungen, Erfahrungen, Ideen:

In der lösungsorientierten Arbeit wird das Schwergewicht darauf gelegt, *Unterschiede im Handeln* sehr detailliert zu beschreiben, wenn es um das Ausarbeiten von Zielen und/oder Lösungen geht – eben weil sich Handeln *beobachten* lässt, im Unterschied zu Gefühlen, die sich im Inneren der Person abspielen.

Gefühl/Emotion hat offenbar etwas mit Bewegung zu tun. Dies hat EFRAN (et al., 1992, S. 208) auf den Punkt gebracht: „Wir definieren Gefühle als körperliche Prädispositionen, die der Handlungsbereitschaft zugrunde liegen, sie unterstützen und hervorbringen ..."

Unter einer solchen Perspektive liegt jedem Handeln ein Gefühl zugrunde. Und da es nach meinem Verständnis in lösungsorientierter Beratung/Therapie darum geht, dass eine KlientIn etwas *ändern* möchte, richtet sich das Augenmerk darauf, wie und von wem eine solche Änderung *merkbar* wird.

Probleme, mit denen KlientInnen zur Beratung/Therapie kommen, sind Konstruktionen, die sich sowohl im Bereich Fühlen wie im Bereich Handeln zeigen. Die KlientIn leidet und möchte nicht oder weniger leiden – und das wird auch daran erkennbar, dass sie sich zumindest ein wenig anders verhält.

Anregungen, Erfahrungen, Ideen:
Gefühl und Verhalten beziehen sich oft aufeinander wie Henne und Ei. Was kommt zuerst? Henne oder Ei? Die Änderung des Gefühls? Oder die Änderung des Verhaltens?

Insofern bedeutet „sprechen über Veränderung" immer auch, dass dieses Sprechen von

Gefühlen begleitet wird – nur wird dies nicht immer ausdrücklich *benannt*. Das ist in meinen Augen auch Ausdruck meiner Wertschätzung und meines Respektierens, indem ich die KlientIn nicht dränge, über Gefühle zu reden, sondern dem folge, worüber *sie* spricht – allerdings immer daran orientiert, das Ziel zu konkretisieren.

Für mich stellt dies keine „entweder-oder"-Lösung dar: entweder über Gefühle reden oder über Handlungen reden. Beides ist sinnvoll, solange es dazu beiträgt, die KlientIn auf dem Weg zu ihrem Ziel zu unterstützen. *Deshalb halte ich es für unerlässlich, die Gefühle der KlientIn zu bestätigen, zu validieren und sie somit in ihrer (Selbst-) Wahrnehmung zu bestärken – allerdings immer unter dem Aspekt, wie das dazu beiträgt, ihrem Ziel näher zu kommen.*

Anregungen, Erfahrungen, Ideen:

KlientIn: „Ich glaube, Sie können sich gar nicht vorstellen, wie schlecht es mir geht. Da kann ich nicht sagen, was ich will. Ich möchte einfach nicht mehr so sehr leiden [*Ziel als Gefühl und als Abwesenheit von etwas beschrieben*]. Es soll mir einfach besser gehen."

InterviewerIn: „Da haben Sie sicher Recht. Das kann ich mir gar nicht vorstellen, wie schlecht es Ihnen geht. Ich kann das nur erahnen. Ich stecke nicht in Ihnen drin. Und da kann ich es auf jeden Fall gut verstehen, dass Sie einfach nicht mehr so sehr leiden möchten, dass es Ihnen einfach besser gehen soll [*Worte der KlientIn verwenden*]. Und wenn es anfängt, Ihnen ein kleines bisschen besser zu gehen ... woran werden Sie das merken?"

KlientIn: „Merken ... na ja, ich leide dann nicht mehr so. Es geht mir einfach besser."

InterviewerIn: „Genau. Sie leiden dann nicht mehr so. Es geht Ihnen einfach besser [*Gefühle bestätigen in den Worten der KlientIn*]. Und wenn Sie dann nicht mehr so leiden, wenn es Ihnen einfach besser geht ... was *machen* Sie dann anders?"

KlientIn: „... weiß ich nicht ... ich freu mich einfach, dass es mir besser geht."

InterviewerIn: „Das kann ich gut verstehen ... dass Sie sich einfach freuen, dass es Ihnen besser geht [*Gefühle bestätigen in den Worten der KlientIn*] ... und ... angenommen ... ich könnte Sie dabei sehen ... wenn Sie sich einfach freuen, dass es Ihnen besser geht ... was genau würde ich dann sehen, das mir zeigt, dass es Ihnen einfach besser geht? [*Gefühl beobachtbar machen durch Einführen einer anderen Beobachtungsperspektive, in diesem Fall die der PraktikerIn*]

KlientIn: „Was Sie sehen ... weiß nicht ... das würden Sie merken ..."

InterviewerIn: „Da sind Sie sicher, dass ich das merke?" [*validieren des Beobachtens eines Unterschiedes*]

KlientIn: „Ja, doch. Klar."

InterviewerIn: „Woran würden Sie merken ... was würden Sie an mir beobachten, das Sie sicher macht, ich habe es bemerkt?" [*Ausarbeiten der Interaktionssequenz, was zugleich eine Einladung an die KlientIn darstellt, sich in eine BeobachterIn-Position zu begeben*]

Meine Aufgabe als PraktikerIn besteht darin, mit {wertschätzen, würdigen, komplimentieren} die KlientIn zu unterstützen, ein immer detaillierteres Bild ihres Zieles und ihrer Lösung zu entwickeln. Gefühl und Handeln sind dabei die beiden Seiten der Medaille – und die dritte Seite ist in meinen Augen die der BeobachterIn. Anders gesagt, es hat sich in meinen Augen als hilfreich und nützlich erwiesen, unterschiedliche Perspektiven einzuführen, die Unterschiedliches beobachten können.

> **Anregungen, Erfahrungen, Ideen:**
> Perspektiven werden am leichtesten von konkreten Personen und Lebewesen eingenommen, also der Frau, dem Mann, der FreundIn, dem Haustier oder der „Fliege an der Wand".
>
> „Wenn ich Ihre Frau wäre und ich würde sehen, dass es Ihnen ein bisschen besser geht, dass Sie sich weniger schlecht fühlen, dass Sie weniger leiden [*Worte des Klienten verwenden*] ... was genau würde ich da sehen, was Sie tun?"
>
> „Was würde Ihr Hund mir sagen, wenn er reden könnte, was Sie tun, wenn es Ihnen ein bisschen besser geht, wenn Sie sich weniger schlecht fühlen, wenn Sie weniger leiden? [*Worte der KlientIn verwenden*]"

Und ein weiteres sollte ich bedenken – Menschen zeichnen sich durch ihre Fähigkeit aus, mitfühlen und/oder mitleiden zu können.

Gefühle – Gefühle fühlen ... und wozu?

Wenn ich einer KlientIn gegenübersitze, die nach meinem Empfinden sehr stark emotional reagiert, z. B. weint, dann bin ich gefordert {Transparenz herzustellen, transparent zu machen}, wie ich darauf reagiere und wie dies für den Prozess nützlich ist.

Mir hilft dabei die erwähnte Idee von EFRAN (et al., 1992, S. 208), „Gefühle als körperliche Prädispositionen [zu sehen], die der Handlungsbereitschaft zugrunde liegen, sie unterstützen und hervorbringen." Ich schaue darauf, welche *Handlung* ich beobachte und spreche dann darüber.

Anregungen, Erfahrungen, Ideen:

„Ja, manchmal braucht es seine Zeit zu weinen. Dann sind Tränen notwendig. Das ist in Ordnung. Das gehört einfach manchmal dazu [*Mitteilen der Beobachtung und wertschätzend das Weinen normalisieren als Bestandteil des Lebens*]. Nehmen Sie sich die Zeit die Sie brauchen ... und sagen Sie, wenn es weitergehen kann ..."

Meist sehe ich dann ein Nicken, ein Nasputzen und höre sehr rasch die Aussage „Es kann weitergehen."

Gefühle sind daher nach meinem Verständnis „immer da", doch kommt die KlientIn nicht zur Beratung/Therapie, um über ihre Gefühle zu sprechen, sondern um etwas zu erreichen – und das (Ziele und Lösungen) steht im Mittelpunkt der Arbeit. Das Ansprechen, Be- oder Durcharbeiten von Gefühlen ist so gesehen immer nur *Mittel zum Zweck*, nämlich der KlientIn zu helfen, dorthin zu kommen, wo sie hin möchte. Und ob sie auf dem Weg dorthin ist, kann nur die KlientIn entscheiden, und ich sollte daher des Öfteren entsprechend nachfragen (s. S. 32).

... und einige praktische Anmerkungen ...

Es gäbe noch viel zu erzählen, doch ich möchte mich hier auf drei Punkte beschränken: *Humor*, *Rückfall* und *Ratschläge*.

Humor – der Volksmund weiß schon lange, dass Lachen die beste Medizin ist und zwei KollegInnen, Alex Molnar und Barbara Lindquist (1994), haben einmal gemeint, ein chronisches Problem sei eines, über das Sie noch nicht lachen können. Lachen verändert Beziehungen, ändert Positionen und Perspektiven. Nur – auch Humor ist eine Form der Beziehung und entfaltet sich immer nur im **Mit**einander, *nie auf Kosten von* jemand anderem. Denn das wäre Schadenfreude.

Humor unterscheide ich auch von Witzen – Witze werden erzählt, Humor entwickelt sich in der Begegnung aus der Situation heraus, indem sich Perspektiven verändern. Und Perspektiven verändern sich manchmal dadurch, dass ich als PraktikerIn genau zuhöre und gewissermaßen „einen anderen Sinn" erkenne bzw. die Botschaft anders deute.

Anregungen, Erfahrungen, Ideen:
Eine KlientIn berichtet, dass ihr nichts „richtig gelinge" und das, obwohl sie sich als „Perfektionistin" versteht.
„Ah ja – und Ihnen gelingt nichts richtig ... [*würdigen*] und das kriegen Sie immer perfekt hin!"
„Das leuchtet mir ein, dass das nicht einfach ist, wenn Sie Ihren eigenen Ansprüchen nie genügen können, wenn Ihnen nichts richtig gelingt [*würdigen*]. Was mich wundert – wie haben Sie das geschafft, Ihren Anspruch beizubehalten, ihn nicht zu ändern? ... Das kriegen Sie ja offenbar perfekt hin."

So gesehen, hat Humor für mich viel damit zu tun, andere, eher ungewöhnliche und positivere[8] Seiten herauszustellen – es geht dabei immer *auch* um „Umdeutungen", das (Heraus-) Finden guter Gründe und das Anknüpfen an dem, was die KlientIn will.

Anregungen, Erfahrungen, Ideen:
KlientIn: „Wissen Sie, mir hilft nichts weiter ..."
InterviewerIn: „Da bin ich jetzt sehr neugierig – wie hilft Ihnen das ‚Nichts' weiter?"

---

8 Das „Kleinschrittige" zeigt sich gerade in solchen Formulierungen: es geht nicht um die positive Seite, sondern um die positive**re**.

... und einige praktische Anmerkungen ...

> *InterviewerIn:* „Das klingt spannend! Wie genau sieht ‚Nichts' aus?

Wenn ich davon ausgehe, dass Wirklichkeiten konstruiert werden, dann ergeben sich ständig Möglichkeiten, mit anderen Konstruktionen „zu handeln", von anderen Konstruktionen auszugehen und so zu anderen Betrachtungen **einzuladen**, ohne die KlientIn zu drängen, solche anderen Konstruktionen zu übernehmen. Im Gegenteil – sie kann sich diese anderen Konstruktionen als *Möglichkeiten* zeigen lassen und selber entscheiden, wie sie damit umgehen will. Von daher begreife ich Humor als Einladung mit ungewöhnlichen Möglichkeiten zu spielen, ohne dem Druck ausgesetzt zu sein, sie anzunehmen und umzusetzen. Das, so sehe ich es, stellt oft eine Entlastung dar.

Anregungen, Erfahrungen, Ideen:
KlientIn: „Niemand versteht mich …"
InterviewerIn: „Wie können Sie das wissen, wenn nicht einmal Sie sich verstehen?"
InterviewerIn: „Ja, stimmt, auch ich verstehe Sie nicht … das muss ein verdammt einsames Leben sein …"

Eine „Warnung": Humor entwickelt sich und ist eingebunden in die Beziehung und in den Kontext. Beschreibungen lassen sich also kaum einfach übertragen, denn es kommt mir immer darauf an, *respektvoll und respektierend mit der KlientIn zu arbeiten.* Humor ist kein Selbstzweck und ebenso wenig das Mittel, das Veränderungen bewirkt. Wie alles, was ich in lösungsorientierter Beratung/Therapie tue, kann es die KlientIn anstoßen, liebevoll schubsen, so dass sie einen nächsten *kleinen* Schritt in Richtung Ihres Zieles, Ihrer Lösung vorankommen kann, vorausgesetzt, sie will das wirklich.

Rückfall – für mich zunächst einmal nichts anderes als die Beschreibung für ein Geschehen, das offenbar *nicht den Erwartungen entspricht,* die die BeschreiberIn gehegt hat. Insofern gehe ich davon aus, dass ein Rückfall kein eindeutiger Tatbestand ist, sondern eine persönliche Beschreibung. Und das lädt dazu ein, über Erwartungen zu reflektieren und den damit verbundenen Konsequenzen

---

Anregungen, Erfahrungen, Ideen:

„Ich kam so gut voran. Und dann das. Da fiel ich wieder ins Loch. Da war ich wieder ganz unten."

„Das ist bitter. Das tut weh ... wenn ich das zutreffend verstehe, dann hatten Sie sich ganz anderes von sich selber erwartet? Sie hatten da viel größeres Zutrauen zu dem, was Sie können!?! Das finde ich toll! Und das spricht für Ihr Selbstbewusstsein und Ihr Selbstvertrauen ... auch wenn es manchmal ganz anders ausschaut ...

... und einige praktische Anmerkungen ...

Auch Rückfälle können Vorteile haben und vor allem – ein Rückfall kann nur eintreten, wenn die Person vorher vorangekommen ist. Insofern ist ein Rückfall immer auch die Botschaft, dass es vorangegangen ist.

Anregungen, Erfahrungen, Ideen:

„Ich kam so gut voran. Und dann das. Da fiel ich wieder ins Loch. Da war ich wieder ganz unten."

„Das klingt bitter! Was mich interessiert, wie sind Sie vorher so weit vorangekommen? Wie haben Sie das gemacht?"

„Das tut weh, wieder ins Loch zu fallen ... wenn Sie vorher schon draußen waren ... wie haben Sie das da geschafft, raus zu kommen?"

Rückfälle laden dazu ein, nachzufragen, was geschehen ist, so dass es schief gelaufen ist – eine eher problemorientierte Frage, die sich weniger am Ziel, an der Lösung orientiert und solche Formen annehmen kann wie „Was ist passiert, dass es schief gegangen ist?" „Was hat Sie gehindert, so gut weiterzumachen?"

Hilfreich könnte es sein, die hohe Ehrlichkeit und die gute Beobachtung zu würdigen, die in der konkreten Beschreibung des Rückfalls enthalten sind, um dann den Blick nach vorne zu richten und zu fragen, was denn helfen würde oder könnte.

Anregungen, Erfahrungen, Ideen:

„Das war ein echter Rückfall. Ich bin wieder ganz am Anfang!"

„Ich finde, diese Ehrlichkeit, diese völlige Ehrlichkeit sich selbst gegenüber, die zeichnet Sie aus! Dass Sie sich nichts vormachen und den Dingen bis auf den Grund gehen! [*würdigen*] Das tut dann manchmal [*ein kleines Stück relativieren*] sehr weh ... Nun, das ist geschehen, da könnten wir uns jetzt darüber austauschen, wieso das passiert ist [*anerkennen und würdigen des möglichen Wunsches, Ursachenforschung zu betreiben*] ... was mich interessiert ... so etwas, ein ‚echter Rückfall', wie Sie es nennen, kommt immer mal wieder vor [*relativieren, normalisieren und würdigen*] ... was mich interessiert ... was brauchen Sie in solcher Situation, um besser damit umzugehen? [*Frage nach dem, was ein wenig hilft*]

Rückfälle stellen für mich auch ein wenig das „Auf und Ab" des Lebens dar. Das Leben verläuft meist nicht geradlinig, sondern kurvig – mal geht es rauf, mal geht es runter und was ich dabei übersehen könnte, ist die grundlegende Richtung. Auch wenn es mal bergab geht, kann die Linie kurvig bergauf gehen.

Ratschläge – da hat sich meine Position in den Jahren meiner Praxis geändert. Ich bin heute viel bereiter, Ideen, was die KlientIn tun könnte, einzubringen als noch vor ein paar Jahren. Nicht, weil ich von der Güte, Qualität und dem Nutzen meiner Ideen überzeugt bin, sondern weil ich zum einen von der *Kundigkeit* *der KlientInnen* überzeugt bin (HARGENS, 1993, 2003, 2007) und weil ich zum anderen keine „wirklichen" Ratschläge gebe, sondern *lediglich* Ideen und Möglichkeiten benenne, die *mir* hilfreich scheinen und die deshalb *für die KlientIn* durchaus nicht passend sein und von ihr verworfen werden können.

Anregungen, Erfahrungen, Ideen:
„Sie möchten einen Rat von mir, was Sie tun können ... Nun, ich hätte da eine Idee, die ich für mich hilfreich finde. Ob sie auch für Sie hilfreich ist, vermag ich nicht einzuschätzen. Die Idee wäre die ... [*und nun beschreibe ich die Idee*]

Da aller guten Dinge drei sind, gebe ich in der Regel *immer* auch eine Erklärung ab, weshalb ich gerade diese Idee nenne. Das können allgemeine Lebenserfahrungen sind, Wissen aus der Fachliteratur, Erfahrungen anderer KlientInnen oder ganz einfach eigene Erfahrungen. Nehme ich die Kundigkeit der KlientIn ernst, dann gebieten mein Respekt und meine Achtung, ihr meine Vorgehensweise immer offen zu legen {*Transparenz herstellen, transparent machen*}

In lösungsorientierter Beratung/Therapie gehört es oft dazu, konkrete Abschlussinterventionen zu geben – also klare Aufgaben, die (das erscheint mir entscheidend) aus dem, was die

KlientIn gesagt hat, entwickelt werden, getreu der lösungsorientierten Regel „wenn du weißt, was funktioniert, mach' mehr davon!"

Da Probleme dazu neigen, Muster auszubilden (Redundanzen in der Interaktion), kann es manchmal auch hilfreich sein, solche Aufgaben zu entwickeln, die solche Problemmuster unterbrechen, getreu der lösungsorientierten Regel „wenn etwas nicht funktioniert, hör' auf damit! Mach' etwas ander(e)s!"

Anregungen, Erfahrungen, Ideen:

Mein „Ratschlag" sollte immer leicht abgelehnt werden können und das erscheint mir leichter, wenn ich nicht von „Ratschlag" rede, sondern von „Idee", „Möglichkeit", „Anregung", „etwas ausprobieren", „ein anderes Spiel spielen".

Die besten Ideen sind für mich immer noch die, die die KlientIn selber entwickelt. Dazu sollte ich daran glauben, diese Erwartung verinnerlichen und geduldig wie respektvoll zuhören können.

Um auf den Humor zurückzukommen – ein *Rat*schlag hat nicht nur etwas mit „schlagen" zu tun, sondern auch mit „*raten*", also etwas nicht zu wissen, sondern daran herumzuraten. Und in diesem Sinne sind *Faust*regeln immer auch Drohgebärden (geballte Faust), wohingegen *Daumen*regeln das Positive betonen (hochgestreckter Daumen).

Literatur

Asay, Ted P. & Michael J. Lambert (2001). Empirische Argumente für allen Therapien gemeinsamen Faktoren: Quantitative Ergebnisse. In: Mark A. Hubble, Barry L. Duncan & Scott D. Miller (eds.). So wirkt Psychotherapie. Empirische Ergebnisse und praktische Folgerungen. Dortmund: modernes lernen, S. 41–81

Andersen, Tom (ed). (1990/1996⁴). Das Reflektierende Team. Dialoge und Dialoge über die Dialoge. Dortmund: modernes lernen

Bateson, Gregory (1981/1983⁵). Ökologie des Geistes. Frankfurt/M.: Suhrkamp

Bateson, Gregory (1982/1984³). Geist und Natur. Eine notwendige Einheit. Frankfurt/M.: Suhrkamp

Bateson, Gregory (1987). Ratschlag für den Freund einer Selbstmörderin. Z.system.Ther. 5(1): 26–27

Bohart, Arthur C. & Karen Tallman (2002). How Clients Make Therapy Work. The Process of Active Self-Healing. Washington, DC: APA

Bruner, Jerome S. (1986). Actual Minds, Possible Worlds. Cambridge, MA: Harvard University Press

deJong, Peter & Insoo Kim Berg (2003⁵). Lösungen (er-)finden. Das Werkstattbuch der lösungsorientierten Kurztherapie. Dortmund: modernes lernen

DE SHAZER, Steve (1982). Patterns of Brief Family Therapy – An Ecosystemic Approach. New York: Guilford, dtsch. Muster familientherapeutischer Kurzzeit-Therapie. Paderborn: Junfermann, 1992

DE SHAZER, Steve (1996). „… Worte waren ursprünglich Zauber." Lösungsorientierte Therapie in Theorie und Praxis. Dortmund: modernes lernen

EFRAN, Jay S., Michael D. LUKENS & Robert J. LUKENS (1992). Sprache, Struktur und Wandel. Bedeutungsrahmen der Psychotherapie. Dortmund: modernes lernen

FURMAN, Ben & Tapani AHOLA (1992) Solution Talk. Hosting Therapeutic Conversations. New York-London: Norton, dtsch. Die Zukunft ist das Land, das niemandem gehört. Probleme lösen im Gespräch. Stuttgart: Klett-Cotta, 1995

GRAWE, Klaus (1995). Persönl. Mitt.

HARGENS, Jürgen (1992). Vorbemerkungen des (Reihen-) Herausgebers. In: Insoo Kim BERG. Familien-Zusammenhalt(en). Ein kurz-therapeutisches und lösungsorientiertes Arbeitsbuch. Dortmund: modernes lernen, 2002[7]

HARGENS, Jürgen (1993). KundIn, KundigE, KundschafterIn. Gedanken zur Grundlegung eines „helfenden" Zugangs. Z.system.Ther. 11(1): 14–20. Nachdruck in: ders. 2004, S. 142–153

HARGENS, Jürgen (1997). Respecting Relationships. J.S.T. 16(2): 173–180

HARGENS, Jürgen (2003). Systemische Therapie … und gut. Ein Lehrstück mit Hägar. Dortmund: modernes lernen

HARGENS, Jürgen (2004). Aller Anfang ist ein Anfang. Gestaltungsmöglichkeiten hilfreicher systemischer Gespräche. Göttingen: Vandenhoeck & Ruprecht

HARGENS, Jürgen (2007). Was, wenn die Kundin sich für nicht kundig hält. Wunderantwort Nr. 6, Frühling 2007, S. 2 f

HARGENS, Jürgen & Uwe GRAU (1990). Kooperieren, reflektieren, öffentlich machen. Skizze eines systemischen Ansatzes auf konstruktivistischer Basis. systeme 4(2): 151–155

HARGENS, Jürgen & Uwe GRAU in cooperation with Marilyn LEEDS. (1994). Cooperating, reflecting, making open and meta-dialogue – Outline of a systemic approach on constructivist grounds. A.N.Z.J.Fam.Ther. 15(2): 81–90

HARGENS, Jürgen & Uwe GRAU. (1996). Sprache: Sprechen, versprechen, versprochen. Theoretische Anmerkungen zur lösungsorientierten Kurztherapie. In: Wolfgang EBERLING & Jürgen HARGENS (eds). Einfach kurz und gut. Zur Praxis der lösungsorientierten Kurztherapie. Dortmund: modernes lernen, S. 225–244

HUBBLE, Mark A., Barry L. DUNCAN & Scott D. MILLER (eds.) (2001). So wirkt Psychotherapie. Empirische Ergebnisse und praktische Folgerungen. Dortmund: modernes lernen

LOTH, Wolfgang (1998). Auf den Spuren hilfreicher Veränderungen. Das Entwickeln Klinischer Kontrakte. Dortmund: modernes lernen

LUDEWIG, Kurt (2002). Leitmotive systemischer Therapie. Stuttgart: Klett-Cotta

Molnar, Alex und Barbara Lindquist (1994). (Öko-) Systemische Ansätze in der Arbeit mit Einzelnen und Gruppen – Workshop: Flensburg

O'Hanlon, Bill (1992). Keep Your Feet Moving. Favorite Teaching Stories from Bill O'Hanlon. Kassette

Omer, Haim, Nahi Alon & Arist von Schlippe (2007). Feindbilder. Psychologie der Dämonisierung. Göttingen: Vandenhoeck & Ruprecht

Schachter, Stanley (1982). Recidivism and Self-Cure of Smoking and Obesity. Am. Psychol. 37(4): 436–444

Schmidt, Gunther (2005). Einführung in die hypnosystemische Therapie und Beratung. Heidelberg: Cl.Auer

Walter, John L. & Jane E. Peller (2002[5]). Lösungs-orientierte Kurztherapie. Ein Lehr- und Lernbuch. Dortmund: modernes lernen

Watzlawick, Paul, Janet H. Beavin & Don D. Jackson (1969/1990). Menschliche Kommunikation. Formen, Störungen, Paradoxien. Bern-Stuttgart-Toronto: Huber